Rosa Rakesh Narayan
Vanishree Santhosh
Naveen Murthy

Antioxidantes na saúde oral

Rosa Rakesh Narayan
Vanishree Santhosh
Naveen Murthy

Antioxidantes na saúde oral

ScienciaScripts

Imprint
Any brand names and product names mentioned in this book are subject to trademark, brand or patent protection and are trademarks or registered trademarks of their respective holders. The use of brand names, product names, common names, trade names, product descriptions etc. even without a particular marking in this work is in no way to be construed to mean that such names may be regarded as unrestricted in respect of trademark and brand protection legislation and could thus be used by anyone.

Cover image: www.ingimage.com

This book is a translation from the original published under ISBN 978-620-2-02469-3.

Publisher:
Sciencia Scripts
is a trademark of
Dodo Books Indian Ocean Ltd. and OmniScriptum S.R.L publishing group

120 High Road, East Finchley, London, N2 9ED, United Kingdom
Str. Armeneasca 28/1, office 1, Chisinau MD-2012, Republic of Moldova, Europe
Printed at: see last page
ISBN: 978-620-7-72447-5

ANTIOXIDANTES NA SAÚDE ORAL

RECONHECIMENTO

"Os melhores professores são aqueles que nos mostram para onde olhar, mas não nos dizem o que ver"

Antes de mais, gostaria de agradecer ao Todo-Poderoso por me ter dado esta vida e pessoas maravilhosas à minha volta, sem as quais não sou nada. Sinto que Ele está sempre comigo, apoiando-me e guiando-me. Obrigada, DEUS.

Tenho muita sorte e estou profundamente grata à minha respeitada professora e guia, **Dra. Vanishree. N.**, Professora e Directora de Departamento, Departamento de Saúde Pública Dentária, pelos seus conselhos, apoio moral, preocupação e encorajamento constante durante todo o tempo. Teve um enorme interesse em analisar este projeto e em fazer as correcções necessárias, sempre que necessário, com grande atenção e cuidado. Considero-me privilegiada por ter sido sua aluna e por ter tido esta maravilhosa oportunidade de aprender esta matéria sob a sua orientação. A sua forma alegre e jovial de apresentar os conceitos ajudou-me a trabalhar com desenvoltura. Ela sempre me colocou no caminho certo e tentou tirar o melhor de mim.

A minha sincera gratidão ao **Dr. Naveen. N.** , Professor, pela sua orientação intelectual e atenciosa e pelo seu apoio constante. Tem sido fundamental com as suas valiosas sugestões, comentários úteis, observações e empenhamento ao longo do processo de aprendizagem desta dissertação sobre a biblioteca. Tenho o grande privilégio e o prazer de expressar os meus sinceros e sentidos agradecimentos.

Gostaria de agradecer ao **Dr. Ramesh.L**, leitor, pela sua ajuda e encorajamento constante. Estou grata à **Dra. Deepa Bullappa**, Professora Sénior, à Dra. **Keerthi Prasad**, Professora Sénior e à **Dra. Anushri. M**, Professora Sénior do Departamento de Medicina Dentária de Saúde Pública, por me terem dado orientações e revisto vários projectos. Foram sempre um encorajamento constante com os seus contributos construtivos e palavras de inspiração.

Gostaria de agradecer ao **Dr. Vinaya.S.Pai**, Diretor do Bangalore Institute of Dental Sciences, Hospital and Research Centre, Bangalore, por me ter dado a oportunidade de utilizar a biblioteca e a Internet da faculdade.

Devo os meus sinceros agradecimentos aos meus adoráveis seniores, **Dr. Swati Patnaik, Dr. Guru Suhas e Dr. Bharath C**. Não tenho palavras para exprimir a minha gratidão por eles e diria apenas: muito obrigado, adoro-vos a todos e tenho muitas saudades vossas.

Estou igualmente grato a todos os meus colegas, **Dr. Vignesh D, Dr.ª Neethi Raveendran, Dr.ª**

Shruti, Dr.ª Pragathi e Dr. Rajesh, pela sua preciosa ajuda e apoio. Gostaria de agradecer especialmente à **Dra. Shruti** por ter revisto muitos rascunhos da minha dissertação sobre a biblioteca e por me ter prestado assistência e feito comentários valiosos sobre a minha redação e gramática.

Estou profundamente grato aos meus pais, **Sr. K R Chandra e Sra. Reena Chandra,** que têm sido a fonte mais importante de apoio moral e as suas bênçãos ao longo de todo o meu percurso. Os seus conselhos sábios e o seu ouvido compreensivo estiveram sempre ao meu lado. Gostaria de agradecer especialmente à minha querida irmã, **Miss. Snigdha Rakesh Narayan** pelo seu amor ilimitado e apoio moral e ao meu marido, **Sr. Harshit Prasad,** pelo seu encorajamento e palavras de confiança. Por último, os meus amigos. Não só pudemos apoiar-nos mutuamente, deliberando sobre os nossos problemas e descobertas, mas também conversando alegremente sobre outras coisas que não apenas os nossos trabalhos

Por último, gostaria de agradecer a todos os que foram importantes para a realização bem sucedida deste projeto, bem como de expressar as minhas desculpas por não ter podido mencionar pessoalmente cada um deles.

Obrigado a todos.

Dr. Rosa Rakesh Narayan

ÍNDICE

INTRODUÇÃO

Essencial para a vida mais complexa, o oxigénio desempenha um papel importante nos processos vitais. No entanto, o metabolismo do oxigénio pode gerar elementos reactivos denominados radicais livres, que são átomos quimicamente activos.[1] Estudos realizados nas últimas décadas confirmaram que a acumulação excessiva de oxigénio e de produtos de reação do azoto nos fluidos corporais, incluindo os radicais livres, é uma das principais causas de alterações patológicas no corpo humano, resultando no envelhecimento prematuro e em numerosas doenças. [2]Os antioxidantes são substâncias que neutralizam estes radicais livres doando um dos seus electrões, pondo fim à reação de roubo de electrões. Os antioxidantes foram definidos por Halliwell et al. como qualquer substância que atrasa, previne ou elimina os danos oxidativos causados a uma molécula alvo.[9] Os antioxidantes terminam a reação em cadeia causada pelos radicais livres da reação de oxidação, prevenindo os danos celulares ou a morte das células. Níveis insuficientes de antioxidantes ou inibições de enzimas antioxidantes causam stress oxidativo e danificam ou matam as células.[6] O stress oxidativo pode ser reduzido através da terapia antioxidante, ou seja, através do consumo de determinadas quantidades de antioxidantes naturais contidos em vegetais, frutos, bagas, óleos vegetais, mel, chá, café, cacau, sumos, vinho, grãos germinados e outros alimentos[5] A interação entre radicais livres, antioxidantes e co-factores é importante para a manutenção da saúde.

Os radicais livres induzem stress oxidativo, que é equilibrado pelos sistemas antioxidantes endógenos do organismo, com a contribuição de co-factores, e pela ingestão de antioxidantes exógenos. Se a geração de radicais livres exceder os efeitos protectores dos antioxidantes e de alguns co-factores, pode causar danos oxidativos que se acumulam durante o ciclo de vida.[7]

Para compreender o funcionamento dos antioxidantes, é necessário revisitar a química básica para compreender os vários acontecimentos e processos que podem causar danos celulares e tecidulares, incluindo o stress oxidativo, as espécies reactivas de oxigénio, os radicais livres, a oxidação e a redução e o mecanismo de ação dos antioxidantes. O que é que o stress oxidativo tem a ver com a saúde do organismo? A resposta a esta pergunta é um tópico que tem muitas camadas, e os dados que envolvem este tópico são uma área de explosão atual na literatura médica e dentária. À medida que a ciência em torno da inflamação crónica continua a desenvolver-se, o stress oxidativo parece ser um interveniente na cascata de eventos que ligam a saúde oral e sistémica. Os próprios antioxidantes podem ser úteis para interromper essa cascata.[9]

A investigação atual revela as diferentes aplicações potenciais das manipulações de antioxidantes/radicais livres na prevenção ou no controlo de doenças. Observações epidemiológicas mostraram taxas de cancro mais baixas em pessoas cuja dieta é rica em frutas e legumes. Pensa-se também que os antioxidantes têm um papel no abrandamento do processo de envelhecimento e na prevenção de doenças cardíacas, acidentes vasculares cerebrais e, em alguns casos, de infertilidade. Além disso, estudos demonstraram que várias outras doenças, como doenças neurodegenerativas, doenças relacionadas com os olhos e doenças gastrointestinais, podem ser prevenidas pelos antioxidantes.[6]

O ambiente oral é especialmente suscetível aos danos provocados pelos radicais livres, uma vez que a membrana mucosa permite a rápida absorção de várias substâncias que contribuem para o stress oxidativo, como o peróxido de hidrogénio dos produtos de branqueamento, o álcool, a nicotina e até alguns materiais dentários utilizados em restaurações. A infeção periodontal também pode contribuir para o desenvolvimento do stress oxidativo, e o stress oxidativo, por si só, pode exacerbar a inflamação tanto na cavidade oral como a nível sistémico. [8]

É espantoso testemunhar a grande variedade de abordagens terapêuticas que estão a chegar ao mundo da medicina dentária. Vivemos numa época em que milhões de pessoas em todo o mundo tomam antioxidantes para complementar a sua dieta, acreditando que estes ajudarão a manter uma boa saúde e a evitar doenças. Foi sugerido que os efeitos negativos da nicotina são revertidos pelos antioxidantes.[8] Os antioxidantes estão disponíveis a partir de diferentes fontes, incluindo vitaminas, minerais, enzimas e hormonas, bem como suplementos alimentares e de ervas. Embora alguns estudos tenham sugerido que os suplementos de antioxidantes têm benefícios para a saúde, outros grandes ensaios clínicos não detectaram qualquer benefício para as formulações testadas, e a suplementação excessiva pode ocasionalmente ser prejudicial.

Mais recentemente, os fabricantes e distribuidores de produtos dentários incorporaram suplementos antioxidantes em pastas dentífricas, enxaguantes bucais, pastilhas, géis e dentífricos com flúor, sprays orais, ambientadores e outros produtos dentários para o controlo de doenças gengivais e periodontais. Embora estejamos familiarizados com os antioxidantes tomados sistemicamente, como os alimentos e os suplementos vitamínicos, os antioxidantes tópicos podem ter um efeito nas células orais. O sucesso dos antioxidantes tópicos nas células da pele sugere talvez uma eficácia semelhante dos compostos tópicos nas células da cavidade oral.[10]

Estão atualmente em curso estudos de investigação para examinar a eficácia de combinações de antioxidantes aplicados topicamente nas células orais. Os resultados dos estudos clínicos, embora incompletos, são positivos. Além disso, estudos de investigação publicados confirmaram que os antioxidantes que actuam nas células da pele também podem ter um efeito nas células orais, gengivais e periodontais.[11,12] Foi feita uma tentativa de rever os artigos relativos ao papel dos antioxidantes na saúde oral. Assim, esta dissertação de biblioteca aborda os vários antioxidantes e o seu papel na saúde e na doença.

1. Rever os vários sistemas de defesa antioxidante.
2. Analisar o papel dos antioxidantes na saúde geral e na saúde oral.

ANTIOXIDANTES

Para proteger as células e os sistemas de órgãos do organismo contra as espécies reactivas de oxigénio, os seres humanos desenvolveram um sistema de proteção antioxidante altamente sofisticado e complexo. Este sistema envolve uma variedade de componentes, tanto de origem endógena como exógena, que funcionam de forma interactiva e sinérgica para neutralizar os radicais livres. Os antioxidantes são substâncias ou agentes que eliminam os metabolitos reactivos do oxigénio, bloqueiam a sua geração ou aumentam as capacidades antioxidantes endógenas."[13]

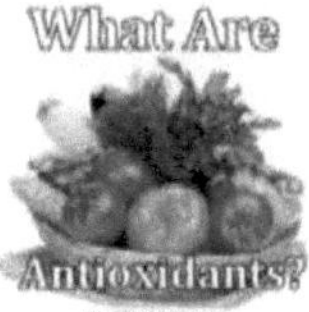

O Panel on Dietary Antioxidants and Related Compounds do Food and Nutrition Board definiu[14] :

"Um antioxidante alimentar é uma substância presente nos alimentos que diminui significativamente os efeitos adversos das espécies reactivas de oxigénio, das espécies reactivas de azoto, ou de ambas, nas funções fisiológicas normais dos seres humanos.

Um antioxidante biológico pode ser definido como "uma substância presente em baixas concentrações em comparação com um substrato oxidável (por exemplo, proteínas, lípidos, hidratos de carbono e ácidos nucleicos) que atrasa ou inibe significativamente a oxidação de um substrato".[15]

Os metabolitos tóxicos do oxigénio surgiram como uma das principais patologias de lesão dos tecidos numa grande variedade de processos patológicos. Consequentemente, a ablação de radicais livres oferece um potencial substancial para o tratamento de doenças humanas. Isto deve-se ao facto de muitos constituintes da célula estarem potencialmente sujeitos ao ataque dos radicais livres.[13] Os antioxidantes neutralizam estes radicais livres doando os seus electrões, terminando a reação de captura de electrões. A desarmonia entre a produção de ROS e o número de antioxidantes para eliminar os ROS aumenta o stress oxidativo.[16]

Os antioxidantes são capazes de desativar os radicais livres antes de estes atacarem as células humanas. Os seres humanos criaram sistemas antioxidantes altamente complexos (enzimáticos ou não enzimáticos), que actuam sinergicamente e em combinação uns com os outros para prevenir as células ou os órgãos contra os radicais livres.[17] Os antioxidantes também podem ser endógenos ou exógenos, por exemplo, como parte da dieta ou de suplementos dietéticos. Um antioxidante que se presume ser eficaz deve conter algumas propriedades.[18]

a- Antioxidantes enzimáticos que actuam catalisando a oxidação de diferentes moléculas,

b- A ação de rutura da corrente,

c-As substâncias que incluem grupos tiol que actuam em grande medida como sequestradores de iões metálicos de transição e prejudicam as reacções de Fenton

A utilização de antioxidantes permite parar as reacções em cadeia prejudiciais. Os antioxidantes podem atuar sendo eles próprios oxidados e podem ser divididos em subcategorias, como os ácidos ascórbicos e os polifenóis, consoante o seu tipo.[19] Podem ser divididos em duas grandes categorias, consoante sejam solúveis em água ou em lípidos. Os antioxidantes hidrossolúveis reagem com os oxidantes no citosol celular ou no plasma sanguíneo, enquanto os lipossolúveis protegem as membranas celulares da peroxidação lipídica. Os antioxidantes podem ser sintetizados no organismo ou obtidos a partir da dieta[20] . Os antioxidantes são produzidos a partir de várias fontes, incluindo minerais, vitaminas ou suplementos alimentares e de ervas. Estes suplementos podem ser adquiridos sob a forma de cápsulas, líquidos ou comprimidos. No domínio dentário, existem pastas de dentes, colutórios ou sprays orais que incorporam suplementos antioxidantes. A maioria dos suplementos inclui chá verde, própolis, sementes de uva ou extractos de casca de pinheiro. [18] O sistema imunitário do ser humano tem sido relacionado com a quantidade de antioxidantes ingeridos na dieta[21] . O consumo de antioxidantes nos países desenvolvidos tem vindo a generalizar-se.[22] Os investigadores deveriam concentrar-se mais nos efeitos dos antioxidantes e deveria haver mais investigações, ensaios controlados aleatórios e conclusões finais sobre os seus efeitos-eficácia ou segurança.[23]

A eficácia de um antioxidante depende de: Da sua localização (intra vs extracelular ou ligado à membrana celular), da natureza do desafio dos ROS, de outras espécies antioxidantes importantes em interacções cooperativas,[24] e das condições ambientais (por exemplo, pH, tensão de oxigénio). Os diferentes mecanismos pelos quais os antioxidantes podem oferecer proteção contra os danos causados pelos radicais livres incluem

- Prevenção da formação de radicais livres
- Interceção dos radicais livres, eliminando os metabolitos reactivos e convertendo-os em moléculas menos reactivas
- Facilita a reparação dos danos causados pelos radicais livres
- Proporciona um ambiente favorável ao funcionamento eficaz de outros antioxidantes. O sistema de defesa antioxidante é muito dinâmico e reage a qualquer perturbação que ocorra no equilíbrio redox do organismo. Neutraliza a formação de radicais livres que pode ocorrer devido ao stress oxidativo.

A progressão da geração de radicais livres para a lesão dos tecidos permite muitos níveis de intervenção potencial. Estes podem ser classificados em cinco áreas principais:[1]

1) Bloqueio da geração inicial de oxidantes tóxicos.
2) Eliminação de oxidantes após a sua geração.
3) Reforço da capacidade antioxidante endógena do alvo.
4) Bloqueio da propagação em cadeia dos oxidantes secundários.
5) Bloqueio da produção secundária de metabolitos tóxicos e/ou de mediadores inflamatórios.

Tal como descrito por Gutteridge e Halliwell, os antioxidantes são classificados em três categorias com base no seu envolvimento na reparação dos tecidos[25] :

1. Antioxidantes primários: Estão envolvidos na prevenção da formação de oxidantes.
2. Antioxidantes secundários: Apresenta um efeito de eliminação dos ERO.
3. Antioxidantes terciários: Reparam as moléculas oxidadas através de fontes como os antioxidantes dietéticos ou consecutivos.

Os antioxidantes são também classificados como extracelulares e intracelulares[15] :

- A superóxido dismutase (SOD), a catalase (CT) e a glutationa peroxidase (GSH-Px) não estão apenas distribuídas no citosol, mas também estão localizadas nas mitocôndrias, onde é produzida a maioria dos radicais livres intracelulares.

• Os antioxidantes extracelulares biológicos mais importantes são o glutatião, a vitamina E, a ureia, a GSH-Px, a SOD, a CT Ceruloplasmina e a Transferrina.[18]

Com base na sua função, os antioxidantes são classificados em quatro categorias com base na sua função[26]

Primeiro: - Os antioxidantes preventivos suprimem a formação de radicais livres.

Segundo: - **Antioxidantes** de eliminação de radicais que suprimem as reacções de iniciação da cadeia e de propagação da cadeia de rutura **Terceiro:** - Antioxidantes de reparação e de novo.

Quarto: - Adaptação em que o sinal para a produção e ação dos radicais arbóreos induz a formação e o transporte do antioxidante adequado para o local certo.

Com base na sua localização, os antioxidantes são dos seguintes tipos: -[27]

(i) Antioxidantes plasmáticos: β-caroteno, ácido ascórbico, bilirrubina, ácido úrico, ceruloplasmina, transferência.

(ii) Antioxidantes da membrana celular: α-tocoferol.

(iii) Antioxidantes intracelulares: superóxido dismutase, catalase, glutatião peroxidase.

Com base nas fontes de antioxidantes, existem os seguintes tipos

<u>Fontes dietéticas de Antioxidantes: -</u>[27]

Os antioxidantes da nossa alimentação desempenham um papel importante na ajuda aos antioxidantes endógenos para a neutralização do stress oxidativo.

Vitamina C: - Frutas (especialmente citrinos) e legumes, incluindo pimentos verdes e vermelhos, tomates, batatas e variedades de folhas verdes (por exemplo, espinafres e couves).

Vitamina E: - Óleos vegetais (por exemplo, soja, milho e cártamo) e produtos à base de óleo vegetal (por exemplo, margarina), cereais integrais, gérmen de trigo, frutos secos e sementes e vegetais de folha verde.

b-Caroteno: - Frutos amarelo-alaranjados (por exemplo, vegetais de folha verde)

Antioxidantes polifenólicos: -Chá, café, soja, fruta, azeite, chocolate, canela, orégãos e vinho tinto.

<u>Fontes não alimentares de Antioxidantes: -</u>
Os antioxidantes no sistema biológico podem ser classificados em:[27]

(i) Antioxidante em relação à peroxidação lipídica

(ii) AO preventivos: que bloqueiam a produção inicial de radicais livres, por exemplo, catalase, glutatião peroxidase (GSH Px)

(iii) Antioxidantes de quebra de cadeia que inibem a fase de propagação da peroxidação lipídica, por exemplo, superóxido dimutase (SOD), vitamina E, ácido úrico.

Segundo a sua natureza e ação[28]

(i) Enzimática - por exemplo, SOD, GSHPx, CT

(ii) Não enzimático

a) Nutriente AO, por exemplo: carotenóides, alfa-tocoferol, ácido ascórbico, selénio

b) AO metabólicos, por exemplo, glutatião, ceruloplasmina, albumina, bilirrubina, ferrina de transferência, ácido úrico.

Níveis de compostos organosulfurados, por exemplo, alumínio, alilsulfureto, indóis,

Cofactores antioxidantes, por exemplo - Coenzima Q_{io}

Xantonas - por exemplo, mangostina

Flavonóides - por exemplo, querceína, kaempferol

Flavanóis - por exemplo, catequina, EGCG

Flavanonas - por exemplo, hesperitina

Flavonas - por exemplo, crisina

Isoflavanóides - por exemplo, genisteína

Antocianidinas - por exemplo, cianidina, pelagonidina

Ácido fenólico

Ácidos hidroxicinâmicos - por exemplo, ferúlico, p-cumárico

Ácido hidroxibenzóico - por exemplo, ácido gálico, ácido elágico

Gingerol, Curcumina

MECANISMO DE ACÇÃO DOS ANTIOXIDANTES:

Existem muitos antioxidantes conhecidos e têm vários modos de ação, mas como o termo antioxidante é habitualmente utilizado, refere-se a uma substância que interage com os radicais livres, oferecendo-lhes voluntariamente electrões, a fim de prevenir ou reduzir os danos celulares.[29]

Os acontecimentos da Segunda Guerra Mundial (1939-1945) conduziram diretamente ao nascimento da bioquímica dos radicais livres. As duas bombas atómicas (6th de agosto de 1945, em Hiroshima, e 9 de agosto de 1945, em Nagasaki) provocaram a morte maciça de toda a população, e os sobreviventes tiveram o seu tempo de vida reduzido.[30] Em 1954, Gershman e Gilbert especularam que os efeitos letais da radiação ionizante poderiam ser atribuídos à formação de espécies reactivas de oxigénio (ROS).[31] Quando as células utilizam o oxigénio para gerar energia, são criados radicais livres como consequência da produção de ATP (adenosina trifosfato) pelas mitocôndrias. Estes subprodutos são geralmente espécies reactivas de oxigénio (ROS), bem como espécies reactivas de azoto (RNS) que resultam do processo redox celular. Estas espécies desempenham um papel duplo, tanto como compostos tóxicos como benéficos. O delicado equilíbrio entre os seus dois efeitos antagónicos é claramente um aspeto importante da vida.[32] Estima-se que cerca de 14% do O_2 consumido pelo organismo seja convertido em radicais livres.[33]

Na literatura científica/biomédica popular, o termo "radical livre" é utilizado num sentido lato e inclui também espécies reactivas relacionadas, como os "estados excitados" que levam à geração de radicais livres ou as espécies que resultam de reacções de radicais livres. Os radicais livres podem ser definidos como espécies químicas reactivas com um único eletrão desemparelhado numa órbita exterior.[34] Esta configuração instável gera energia que é libertada através de reacções com moléculas adjacentes, tais como proteínas, lípidos, hidratos de carbono e ácidos nucleicos. Os radicais livres incluem o hidroxilo (OH^-), o superóxido ($O_2^{\wedge}$), o óxido nítrico (NO^-), o dióxido de azoto (NO^{2-}), o peroxilo (ROO^-) e o peroxilo lipídico (LOO^-). Por outro lado, o peróxido de hidrogénio (H_2O_2), o ozono (O_3), o oxigénio singlete ($^1O_2$), o ácido hipocloroso (HOCl), o ácido nitroso (HNO_2), o peroxinitrito ($ONOO^{\wedge}$), o trióxido de dinitrogénio (N_2O_3) e o peróxido de lípidos (LOOH) não são radicais livres e são geralmente designados por oxidantes, mas podem facilmente provocar reacções de radicais livres nos organismos vivos. Os radicais livres biológicos são, portanto, moléculas altamente instáveis que têm electrões disponíveis para reagir com vários substratos orgânicos, como lípidos, proteínas e ADN.[35]

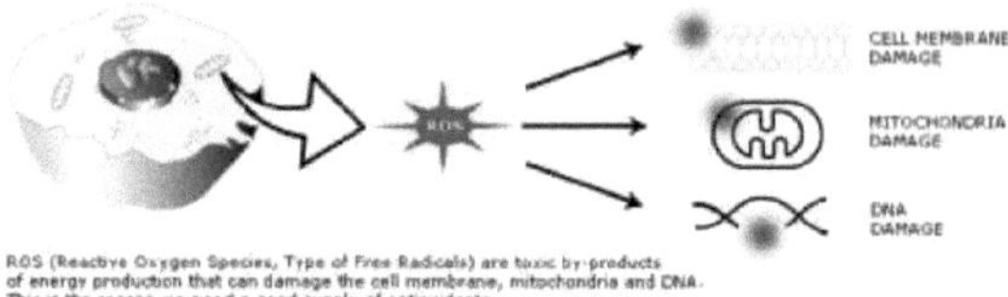

Figura 1: Danos causados por espécies reactivas de oxigénio

Os radicais livres são formados a partir de moléculas através da quebra de uma ligação química, de modo a que cada fragmento mantenha um eletrão, através da clivagem de um radical para dar origem a outro radical e, também, através de reacções redox.[36] Também se formam por perda ou adição de um único eletrão de uma molécula normal. [37]As características comuns dos radicais livres são as seguintes[33]

a)   Altamente reativo

b)   Meia-vida muito curta

c)   Pode gerar novos radicais por reação em cadeia

d)   Causam danos em biomoléculas, células e tecidos

A quantidade de produção de radicais livres é determinada pelo equilíbrio de muitos factores e os produtos reactivos são produzidos tanto de forma endógena como exógena. As fontes endógenas incluem as mitocôndrias, o metabolismo do citocromo P45, os peroxissomas e a ativação de células inflamatórias. O peróxido de hidrogénio, embora não seja uma espécie radicalar, é produzido nas mitocôndrias, tal como o seu precursor, o superóxido.[38] Outras fontes endógenas de EROs celulares são os neutrófilos, os eosinófilos e os macrófagos. Quando activados, os macrófagos iniciam um aumento da captação de oxigénio, dando origem a uma variedade de ERO, incluindo o anião superóxido, o óxido nítrico e o peróxido de hidrogénio.[39] O citocromo P45o também foi proposto como fonte de ERO, uma vez que, quando é induzido, ocorre a produção de anião superóxido e de peróxido de hidrogénio após a quebra ou desacoplamento do ciclo P45o. Além disso, os microssomas e os peroxissomas são fontes de ERO e os microssomas são responsáveis pela maior parte do peróxido de hidrogénio produzido in vivo nos locais de hiperóxia.[40] As ERO podem também ser produzidas por uma série de fontes exógenas, tais como xenobióticos, compostos clorados, agentes ambientais, metais (redox e não redox), iões e radiação. [41]

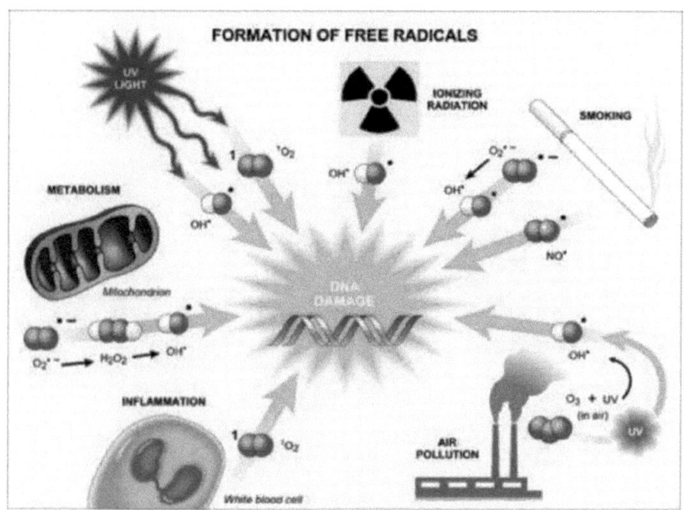

Figura 2: Formação de radicais livres

As principais fontes responsáveis pela geração de radicais livres podem ser consideradas em duas categorias:[33]

I)   Devido a processos biológicos (ou metabolismo celular)
*   Fuga de electrões da cadeia respiratória.
*   Produção de H2O2 ou O_2^- por enzimas oxidase
*   Devido a reacções em cadeia de peroxidação lipídica da membrana.
*   Geração peroxisomal deO2e H2O2.
*   Durante a síntese das prostaglandinas.
*   Produção de óxido nítrico a partir da arginina.
*   Durante a fagocitose (como parte da ação bactericida).

*   Na oxidação do heme em pigmentos biliares.

*   Como resultado da auto-oxidação

II)   Devido a efeitos ambientais

*   Em resultado do metabolismo de medicamentos, por exemplo, paracetamol, halotano, reacções relacionadas com o citocromo P450.

*   Devido a danos causados por radiações ionizantes (por exemplo, raios X) nos tecidos.

*   Fotólise do O2 pela luz.

*   Foto-excitação de moléculas orgânicas.

*   O fumo do cigarro contém radicais livres e vestígios de metais que provocam a descoloração.

*   Álcool que favorece a peroxidação lipídica.

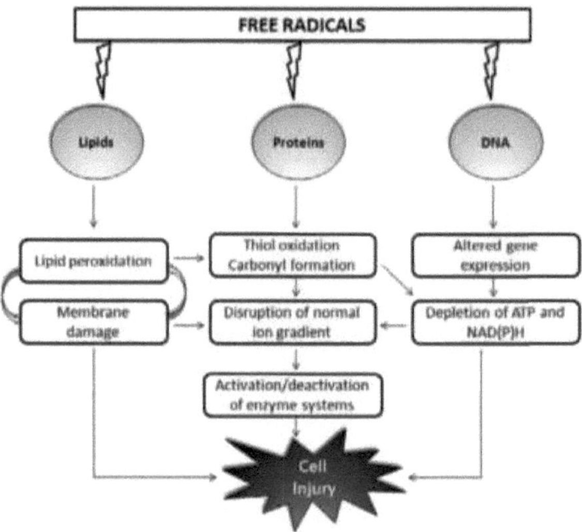

Figura 3: Mecanismo de ação dos radicais livres

Foi estabelecido que as ROS podem ser tanto prejudiciais como benéficas nos sistemas biológicos, dependendo do ambiente.[42] Em concentrações baixas ou moderadas, as ROS e os RNS são necessários para o processo de maturação das estruturas celulares e podem atuar como armas para o sistema de defesa do hospedeiro. De facto, os fagócitos (neutrófilos, macrófagos, monócitos) libertam radicais livres para destruir os micróbios patogénicos invasores, como parte do mecanismo de defesa do organismo contra as doenças. Importante papel benéfico dos radicais livres:[15]

1. Produção de ATP a partir de ADP nas mitocôndrias, ou seja, fosforilação oxidativa

2. Desintoxicação de xenobióticos pelo citocromo P450 (enzimas oxidantes)

3. Apoptose de células defeituosas

4. Eliminação de microrganismos e células cancerosas por macrófagos e linfócitos citotóxicos

5. Oxigenases para a produção de prostaglandinas e leucotrienos, que têm muitas funções reguladoras.

Nos últimos anos, tornou-se cada vez mais claro que os ERO, como o o_2^{2-} e o $H2O2$, podem atuar como segundos mensageiros. As observações efectuadas há cerca de vinte anos sugeriram que os ERO podem desempenhar um papel na modulação da função celular.[43]

Quando produzidos em excesso, os radicais livres e os oxidantes geram um fenómeno designado por stress oxidativo, um processo deletério que pode alterar gravemente as membranas celulares e outras estruturas como as proteínas, os lípidos, as lipoproteínas e o ácido desoxirribonucleico (ADN).[5] Os radicais livres têm sido implicados na etiologia de várias doenças humanas, bem como no envelhecimento. O stress oxidativo pode surgir quando as células não conseguem destruir adequadamente o excesso de radicais livres formados. Por outras palavras, o stress oxidativo resulta de um desequilíbrio entre a formação e a neutralização de ROS/RNS.[3]

A relação entre os radicais livres e a doença pode ser explicada pelo conceito de "stress oxidativo" elaborado por Sies (1986).[44] O stress oxidativo desempenha um papel importante no desenvolvimento de doenças crónicas e degenerativas como o cancro, a artrite, o envelhecimento, as doenças auto-imunes, as doenças cardiovasculares e as doenças neurodegenerativas.[45]

Doenças cardiovasculares: As lipoproteínas de baixa densidade (LDL) oxidadas, formadas pela ação dos radicais livres, promovem a aterosclerose e a doença coronária.

Cancro: Os radicais livres podem danificar o ADN e causar mutagenicidade e citotoxicidade, desempenhando assim um papel fundamental na carcinogénese. Dizdaroglu et al acreditam que os ROS podem induzir mutações e inibir o processo de reparação do ADN, o que resulta na inativação de certos genes supressores de tumores, conduzindo ao cancro.[46] Além disso, os radicais livres promovem alterações bioquímicas e moleculares para o rápido crescimento das células tumorais.

Doenças inflamatórias: Os radicais livres produzidos pelos neutrófilos são os principais agentes causadores da artrite reumatoide. A ocorrência de outras doenças inflamatórias - glomerulonefrite crónica e colite ulcerosa - deve-se também aos danos causados pelos ROS nos componentes extracelulares.

Doenças respiratórias: Sabe-se que a exposição direta dos pulmões a 100% de oxigénio durante um longo período (mais de 24 horas) destrói o endotélio e causa edema pulmonar. Este fenómeno é mediado pelos radicais livres. Os ERO são também responsáveis pela síndroma da angústia respiratória do adulto (ARDS), uma doença caracterizada por edema pulmonar. Estudos demonstraram que o fumo do cigarro, enquanto tal, contém radicais livres e, além disso, promove a produção de mais radicais livres.[47] Os danos causados aos pulmões dos fumadores devem-se aos ROS.

Diabetes: Há cada vez mais provas de que os danos induzidos pelos radicais livres também desempenham um papel significativo no desenvolvimento da resistência à insulina, da disfunção das células β, da tolerância à glicose diminuída e da diabetes mellitus de tipo 2[48] Outros factores circulantes que estão elevados nos diabéticos, como os ácidos gordos livres e a leptina, também contribuem para o aumento das ROS. A destruição das ilhotas do pâncreas, devido à acumulação de radicais livres, é uma das causas da patogénese da diabetes mellitus dependente de insulina.

Catarata: O aumento da exposição ao stress oxidativo contribui para a formação de cataratas, que está sobretudo relacionada com o envelhecimento.

Infertilidade masculina: Sabe-se que os radicais livres reduzem a motilidade e a viabilidade dos espermatozóides, pelo que podem contribuir para a infertilidade masculina.

Processo de envelhecimento: Os radicais livres estão intimamente associados às várias alterações bioquímicas e morfológicas que ocorrem durante o envelhecimento normal.

Outras doenças: Os radicais livres desempenham um papel na doença de Parkinson, na doença de Alzheimer, na esclerose múltipla, na cirrose hepática, na distrofia muscular, na toxemia da gravidez, etc.

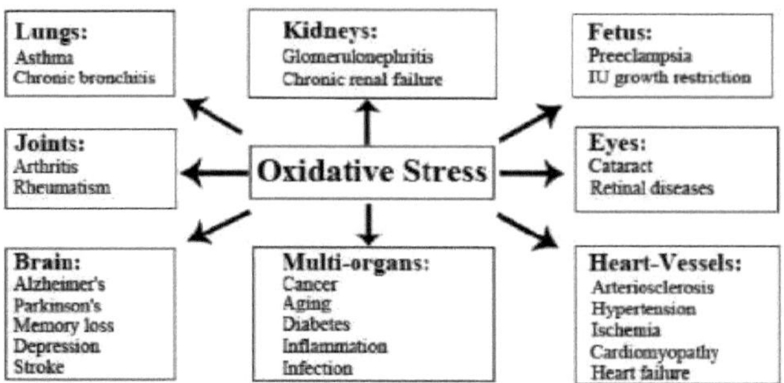

Figura 4: Resumo das doenças causadas pelo stress oxidativo

O corpo humano possui vários mecanismos para contrariar o stress oxidativo através da produção de antioxidantes, quer gerados naturalmente in situ (antioxidantes endógenos), quer fornecidos externamente através dos alimentos (antioxidantes exógenos).[49] Os papéis dos antioxidantes são neutralizar o excesso de radicais livres, proteger as células contra os seus efeitos tóxicos e contribuir para a prevenção de doenças. No entanto, só nas últimas duas décadas é que se verificou uma descoberta explosiva dos seus papéis no desenvolvimento de doenças e também dos efeitos protectores dos antioxidantes para a saúde.

Depois de interagir com um radical livre, o antioxidante é modificado, mas permanece inofensivo para a célula. Em contrapartida, o nutriente antioxidante não se transforma em radical livre por doação de um eletrão, pois é estável em qualquer das suas formas. O equilíbrio entre a defesa antioxidante, os sistemas de reparação e os mecanismos pró-oxidantes de lesão celular pode ser inclinado a favor da destruição dos tecidos por um aumento da produção de radicais ou por uma diminuição da defesa antioxidante.[25]

A eliminação de espécies reactivas de oxigénio (ROS) é um dos possíveis mecanismos de ação. Outros incluem a prevenção da formação de ERO através da ligação a metais ou da inibição de enzimas. Os antioxidantes de quebra de cadeia previnem os danos interferindo com as cascatas de propagação dos radicais livres.[27] Os compostos antioxidantes podem ser reciclados na célula ou são irreversivelmente danificados, mas os seus produtos de oxidação são menos nocivos ou podem ser convertidos em substâncias inofensivas.[50] A nível celular e do organismo, a proteção antioxidante é fornecida por numerosas enzimas e antioxidantes endógenos de pequeno peso molecular, como o ácido ascórbico, o ácido úrico, a glutationa, os tocoferóis e vários outros. Muitos compostos contêm atividade antioxidante para além da sua função fisiológica especializada, e a sua importância como antioxidantes in vivo é por vezes ambígua.[51] A atividade antioxidante dos metabolitos secundários das plantas foi amplamente estabelecida em sistemas in vitro e envolve vários dos mecanismos de ação acima mencionados.

Os antioxidantes endógenos fornecem importantes mecanismos de defesa que permitem aos organismos aeróbicos enfrentar os desafios diários do stress oxidativo. A compartimentação celular é provavelmente o mais importante mecanismo endógeno de defesa antioxidante. A mitocôndria, o lisossoma, o peroxissoma e o citoplasma são exemplos de microambientes separados, cada um dos quais contém sistemas de geração de radicais livres acoplados a mecanismos de defesa antioxidante imediatamente adjacentes. No entanto, em muitas condições fisiopatológicas, as capacidades antioxidantes endógenas locais podem ser excedidas, podendo resultar em lesões nos tecidos. Nestes casos, a administração de antioxidantes exógenos pode ser salutar.[13] As defesas antioxidantes não são completamente eficientes. Se qualquer organismo aeróbico for exposto a níveis elevados de oxigénio, ocorrem danos evidentes. Isto mostra que as defesas antioxidantes podem lidar com níveis de oxigénio de 21%, mas não parecem conseguir lidar com mais. [27]

A regulação das defesas em relação à hiperóxia pode ocorrer em animais, mas geralmente serve para atrasar e não para evitar danos. O desenvolvimento da capacidade de medir os danos oxidativos in vivo demonstrou que esses danos ocorrem mesmo em condições e os aeróbios dependem de sistemas de reparação (especialmente para o ADN) para compensar as insuficiências das defesas antioxidantes.[52] As defesas preventivas incluem a eficiência da transferência de electrões e o sequestro de iões de metais de transição. Por exemplo, o ferro é mantido firmemente ligado a proteínas especiais como a transferrina e a ferritina. No entanto, postula-se que algum ferro existe numa reserva mais reactiva de baixo peso molecular e, além disso, a geração de radicais livres pode efetivamente libertar iões de metais de transição livres.[53] Outra forma de defesa antioxidante preventiva é a remoção de peróxidos que reagem com iões de metais de transição para produzir radicais de árvores reactivas. Isto inclui o peróxido de hidrogénio e também os hidroperóxidos lipídicos que são produzidos durante a peroxidação lipídica.[27]

A catalase e a glutationa peroxidase são enzimas cujo papel consiste em decompor com segurança os peróxidos. A primeira localiza-se principalmente nas peroxidades e actua sobre o peróxido de hidrogénio, a segunda encontra-se no citosol dos mastócitos e é ativa tanto em relação ao peróxido de hidrogénio como aos hidroperóxidos de ácidos gordos, se estes forem primeiro eliminados dos fospolípidos da membrana por uma fospolipase.[54]

Tabela 1: Modo de ação dos antioxidantes de tipo primário, secundário e terciário

	Primário	Secundário	Terciário
Modo de ação	Este grupo impede a formação de novas espécies de radicais, ou seja, quer convertendo os radicais livres existentes em moléculas inofensivas antes de poderem reagir, quer impedindo a formação de radicais livres a partir de outras moléculas.	Radicais livres de traços, prevenção de reacções em cadeia	Reparar biomoléculas danificadas pelos radicais livres
Exemplo	"Superóxido dismutase (SOD) converte O_2 em $H O_{22}$ "Glutatião peroxidase (GPX). Converte $H O_{22}$ em menos nocivo moléculas. As proteínas de ligação a metais, por exemplo, a ferritina e a ceruloplasmina, limitam a disponibilidade do Fe necessário para a formação do radical OH	¹Vitamina E "Vitamina C B-caroteno ¹Uric e "Albumina	¹Reparação do ADN enzimática ¹Metionina sulfóxido redutase

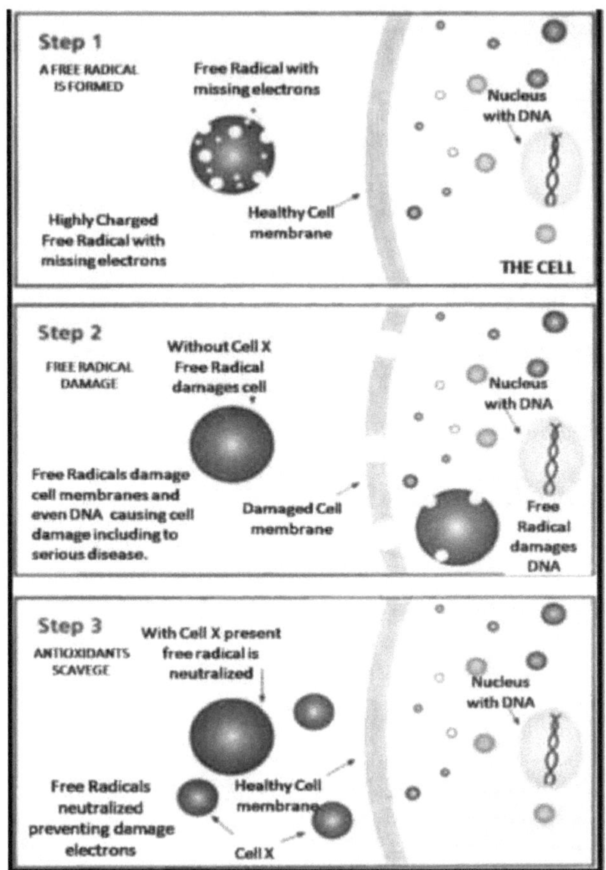

Figura 5: Etapas envolvidas no mecanismo de ação dos antioxidantes.

Na membrana celular, o mais bem caracterizado e possivelmente o mais importante é o a-tocoferol, o principal membro da família da vitamina E. Esta molécula é conhecida como "antioxidante de quebra de cadeia" porque funciona para intercetar os radicais peroxilo dos lípidos e terminar as reacções de peroxidação em cadeia. Esta molécula é conhecida como "antioxidante de quebra de cadeia" porque funciona para intercetar os radicais peroxilo dos lípidos e para terminar as reacções de peroxidação em cadeia.[52] O ácido ascórbico é um antioxidante importante tanto nas células como no plasma. Foi demonstrado que regenera o a-tocoferol a partir do radical tocoferoxilo in vitro, mas esta ação poupadora da vitamina C em relação à vitamina E ainda não foi demonstrada de forma convincente in vivo.[53] O ácido úrico no plasma e o glutatião no citosol celular também possuem fortes propriedades de eliminação de radicais.[27] A terceira categoria de defesa antioxidante natural são os processos de reparação, que removem as biomoléculas danificadas antes que estas se possam acumular e antes que a sua presença resulte numa alteração do metabolismo ou da viabilidade celular. Os ácidos nucleicos danificados por oxidação são reparados por enzimas específicas. As proteínas oxidadas são removidas por sistemas proteolíticos e os lípidos das membranas são actuados por lipases, peroxidase e acil transferases.[55]

O SISTEMA ANTIOXIDANTE;
I) ENZIMAS

As defesas antioxidantes do organismo são compostas por componentes moleculares e enzimáticos, no entanto, a composição da rede difere marcadamente, em termos de concentração e de componentes, em diferentes ambientes. A proteção a nível celular é garantida principalmente pelas enzimas e pelo glutatião (GSH), o que é diferente do plasma, onde as moléculas, mais do que as enzimas, desempenham um papel importante. As enzimas antioxidantes são verdadeiramente os eliminadores dos radicais livres. Pensa-se que as principais defesas enzimáticas no corpo humano incluem:[43]

- Enzimas superóxido dismutase (a MnSOD mitocondrial e a CuZnSOD largamente citosólica)
- Catalase
- Glutatião peroxidase (GPx)
- Tioredoxina

Embora estas enzimas sejam de enorme importância para limitar os danos causados pelas ROS às macromoléculas intracelulares, é evidente que não são 100% eficazes nesta tarefa, uma vez que, em condições fisiológicas normais, os produtos de oxidação dos lípidos e do ADN podem ser detectados no sangue e na urina.[45]

Uma vez que algumas das substâncias químicas geradas na sequência da interação dos ERO com as macromoléculas são altamente reactivas, é igualmente necessário desintoxicar estes produtos de oxidação secundários para evitar que danifiquem também o ADN, as proteínas e os lípidos; sem a desintoxicação adequada destes produtos, ocorrerá uma reação em cadeia prolongada que resultará na degradação dos componentes celulares e na morte final da célula.[50] Esta segunda linha de defesa contra os ERO é assegurada por enzimas como a glutationa peroxidase, a glutationa transferase, a aldo-ceto redutase e a aldeído desidrogenase.[27]

Por fim, os metabolitos desintoxicados produzidos por estas enzimas são eliminados da célula por uma bomba de efluxo dependente de energia, como o transportador de conjugados de glutatião, também designado por proteína associada à resistência a múltiplos fármacos (MRP).[56]

É evidente que o glutatião reduzido (GSH) desempenha um papel central nos processos metabólicos antioxidantes intracelulares, uma vez que está envolvido na remoção final dos produtos de oxidação desintoxicados da célula. Mais importante ainda, muitas das proteínas dependentes da GSH são induzíveis e, por conseguinte, representam um meio através do qual as células se podem adaptar ao stress oxidativo.

A. Superóxido dismutase (SOD):

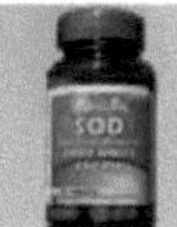

A SOD catalisa a dismutação de um eletrão do superóxido em peróxido de hidrogénio e oxigénio. Nas células animais, a Cu/Zn-SOD está presente no citosol e nas mitocôndrias, enquanto a Mn-SOD está presente apenas na matriz das mitocôndrias. As superóxido dismutases produzem peróxido de hidrogénio ao reagirem com radicais de oxigénio, pelo que é necessário dispor de enzimas para o remover, a mais importante das quais, no ser humano, é geralmente considerada a glutationa peroxidase.[57] O papel determinante da superóxido dismutase (SOD) nos sistemas de defesa antioxidante é conhecido desde 1968. A poderosa enzima antioxidante natural superóxido dismutase (SOD) actua na própria origem da reação em cadeia que resulta em tipos reactivos de oxigénio e, por conseguinte, constitui o primeiro e um dos principais elos do processo de defesa contra os radicais livres.[58] É bem sabido que o ião superóxido (o2·) é o ponto de partida na cadeia de produção de radicais livres. Nesta fase inicial, a superóxido dismutase inativa o ião superóxido, transformando-o em peróxido de hidrogénio (H2O2). Este último é depois rapidamente catabolizado pela catalase e pelas peroxidases em dioxigénio (o2) e água (H2O).

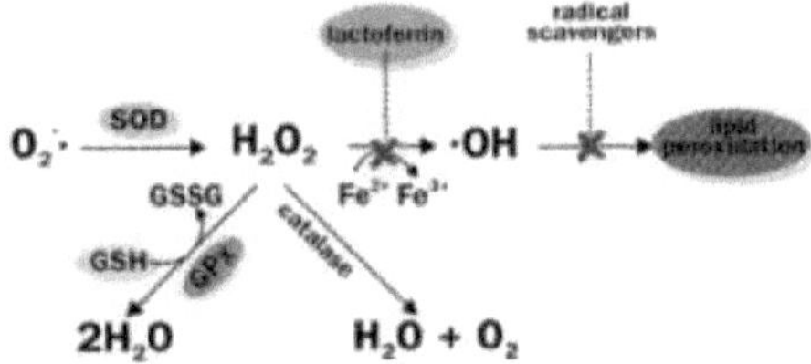

Figura6: Mecanismo de ação da superóxido dismutase

Uma forma de obter informações sobre a importância destas enzimas é examinar animais que não as possuem. Um rato transgénico sem Mn-SOD (a enzima da mitocôndria) é um animal doente. A maioria dos ratinhos deficientes em Mn-SOD morre logo após o nascimento com lesões pulmonares; os animais que sobrevivem sofrem de neuro-degeneração grave. A SOD parece ser a enzima chave na defesa natural contra os radicais livres. [56]

Biju T et al realizaram um estudo de intervenção simples e cego com 75 indivíduos para estimar e comparar os níveis de superóxido dismutase (SOD) e glutatião (GSH) no soro de indivíduos com periodontite, gengivite e saudáveis antes e depois da terapia periodontal não cirúrgica. Os doentes foram categorizados em periodontite crónica, gengivite e saudáveis. A gravidade da inflamação foi avaliada através do índice gengival e da profundidade de sondagem da bolsa. Foi efectuada uma análise bioquímica para estimar os níveis de SOD e GSH antes e depois da terapia periodontal não cirúrgica. Os resultados obtidos foram depois analisados estatisticamente utilizando o teste ANOVA e o *teste* t emparelhado. Os resultados mostraram um nível mais elevado de SOD e GSH no soro do grupo saudável em comparação com os outros grupos. A diferença foi considerada estatisticamente significativa. Os níveis de SOD pós-tratamento foram estatisticamente mais elevados do que os níveis pré-tratamento no grupo da periodontite e da gengivite.[57]

Foi realizado um estudo por Shiny K S, Kumar SH, Farvin KH, Anandan R, Devadasan K para examinar o efeito protetor da taurina no sistema de defesa antioxidante do miocárdio no enfarte do miocárdio induzido por isoprenalina (isoproterenol) em ratos, um modelo animal de enfarte do miocárdio no homem. Foram determinados os níveis de enzimas marcadoras de diagnóstico no plasma, peróxidos lipídicos e glutatião reduzido, bem como a atividade das enzimas antioxidantes dependentes do glutatião e das enzimas anti-peroxidativas no tecido cardíaco. A administração intraperitoneal de taurina impediu significativamente os aumentos induzidos pela isoprenalina nos níveis de alanina aminotransferase, aspartato aminotransferase, lactato desidrogenase e creatina fosfoquinase no plasma de ratos. A taurina exerceu um efeito antioxidante contra o enfarte do miocárdio induzido pela isoprenalina, impedindo a acumulação de peróxidos lipídicos e mantendo o nível de glutatião reduzido e a atividade da glutatião peroxidase, da glutatião-S- transferase, da catalase e da superóxido dismutase quase normais. Os resultados do estudo indicaram que o potencial cardioprotector da taurina se deveu provavelmente a uma reação dos radicais livres pela sua natureza antioxidante, ou a um reforço da membrana do miocárdio pela sua propriedade estabilizadora da membrana.[58] Um estudo conduzido por Singh N etinvestigou os níveis de atividade da superóxido dismutase (SOD) no soro e na saliva de pacientes com periodontite crónica (PC). Além disso, o resultado da destartarização e alisamento radicular (SRP) com e sem suplementação de vitamina E é avaliado em termos de alterações nos parâmetros peri-odontais e na atividade da SOD em pacientes com PC. A atividade sérica e salivar da SOD em 38 pacientes com PC foi comparada com a de 22 indivíduos sistemicamente e periodontalmente saudáveis (grupo de controlo). No exame periodontal, foram obtidas amostras de soro e saliva. Os pacientes com PC foram divididos aleatoriamente nos grupos de tratamento 1 (TG-I) e 2 (TG-2). A SRP foi efectuada em ambos os grupos, e o TG-2 também recebeu 200 mg (300 UI) de vitamina E em dias alternados. Os parâmetros periodontais e a atividade da SOD foram avaliados após 3 meses. A atividade da SOD foi determinada utilizando um ensaio de SOD e um leitor de ensaio de imunoabsorção enzimática a 450 nm. A atividade da SOD no soro (P<0,05) e na saliva (P<0,001) foi inferior nos doentes com PC em comparação com os controlos. Após 3 meses de acompanhamento, a atividade da SOD melhorou em ambos os grupos de tratamento; no entanto, a melhoria no TG-2 foi maior do que no TG-1, juntamente com uma maior melhoria nos parâmetros periodontais. Os níveis séricos de SOD no TG-2 aumentaram mesmo acima do nível do grupo de controlo. Os autores concluíram que os níveis sistémicos e locais de SOD estão reduzidos na PC.[59]

Zima et al realizaram um estudo para determinar as actividades das enzimas antioxidantes - superóxido dismutase (SOD) e glutationa peroxidase (GPx) - nos eritrócitos de doentes em tratamento regular de hemodiálise. A atividade da SOD foi significativamente inferior quando comparada com o grupo de controlo. Foi encontrada uma correlação positiva entre a atividade da SOD e o número de sessões de hemodiálise. Um sistema de defesa enzimática antioxidante deficiente, aqui representado pelos níveis de SOD e GPx, pode potenciar lesões causadas por radicais livres em doentes em hemodiálise.

Um estudo realizado por Zima et al mostrou que um sistema de defesa enzimática antioxidante deficiente, representado pelos níveis de SOD, pode potenciar as lesões causadas pelos radicais livres em doentes em hemodiálise. Um estudo realizado por Biju T et al mostrou que os níveis de SOD estão reduzidos em doentes com periodontite crónica. Este facto é in

De acordo com os estudos efectuados por Shiny K S et al e Singh N.

B. **CATALASE;**

A catalase é uma enzima que contém porfirina e que catalisa a dismutação de dois electrões^, em oxigénio e água. Catalisa a conversão do peróxido de hidrogénio em água e oxigénio, utilizando um cofator de ferro ou de manganês. [60]Esta proteína está localizada nos peroxissomas da maioria das células eucarióticas. A catalase é uma 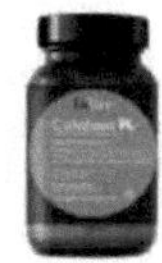 enzima invulgar, uma vez que, embora o peróxido de hidrogénio seja o seu único substrato, segue um mecanismo de pingue-pongue. Neste caso, o seu cofator é oxidado por uma molécula de peróxido de hidrogénio e depois regenerado pela transferência do oxigénio ligado para uma segunda molécula de substrato. Apesar da sua aparente importância na eliminação do peróxido de hidrogénio, os seres humanos com deficiência genética de catalase "acatalasemia" sofrem poucos efeitos nocivos.[61]

Entre as enzimas antioxidantes, as catalases (peróxido de hidrogénio oxidoredutase) são enzimas heme ubíquas que se encontram em organismos aeróbicos, desde bactérias a plantas e animais superiores. No entanto, as catalases diferem das peroxidases, com exceção da cloroperoxidase e da mieloperoxidase, na medida em que têm a capacidade de utilizar o H2O2 como acetor e dador de electrões, o que resulta numa reação desproporcionada.[62]

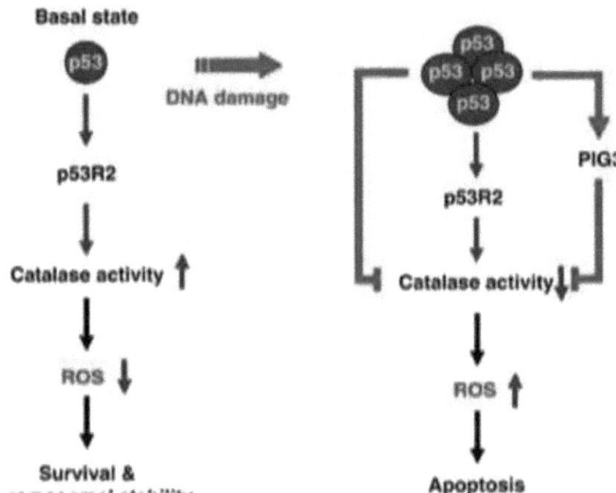

Figura 7: Mecanismo de ação da catalase

Devido a esta atividade catalítica, pensa-se que as catalases estão envolvidas na destruição protetora do H2O2 que é gerado nas células respiratórias. Esta enzima catalisa a decomposição do H2O2 em O2 e H2O, proporcionando assim proteção contra os efeitos tóxicos do radical de oxigénio. Um extrato bruto de Garnodermalucidum, um cogumelo medicinalmente potente, aumentou profundamente a expressão do gene da catalase. Estes resultados sugerem que o metilinoleato produzido pelo Glucidum estimula a expressão da catalase ao nível da transcrição. [60]

Gupta M et al. realizaram um estudo sobre as actividades das enzimas antioxidantes subcelulares do fígado de ratos durante a isquemia/reperfusão hepática. Nos tecidos de controlo foram observados peroxissomas de densidade normal (d = 1,225 gramas/ml). No entanto, 60 minutos de isquemia produziram também um segundo pico de atividade específica da catalase em fracções subcelulares correspondentes a peroxissomas imaturos de baixa densidade recentemente formados. As fracções mitocondriais e microssomais responderam de forma diferente. Os autores sugeriram que o declínio progressivo do nível de glutatião reduzido hepático (GSH) e o aumento concomitante da atividade da transaminase glutamato piruvato sérica (SGPT) sugerem também que ocorrem maiores danos nos tecidos e uma diminuição da atividade antioxidante intracelular com períodos de isquemia mais longos e durante a reperfusão.[63]

Foi realizado um estudo por Lee et. al. para avaliar o mecanismo detalhado através do qual G. lucidum estimula a atividade e a expressão da catalase. A principal fração ativa foi isolada de G. lucidum e o linoleato de metilo foi considerado o componente mais importante da fração. Para determinar se o linoleato de metilo aumenta o ARNm e a síntese proteica da catalase, foram efectuadas análises Northern e Western blot in vivo com homogenato de fígado de ratinho tratado com linoleato de metilo após a administração de linoleato de metilo aos ratinhos. As análises Northern e Western blot dos homogenatos brutos de fígado dos ratos a quem foi administrado linoleato de metilo revelaram que a expressão da catalase estava significativamente aumentada em comparação com os controlos não tratados. Além disso, os níveis proteicos e as actividades enzimáticas da catalase aumentaram nos homogenatos de fígado dos ratinhos. Estes resultados sugerem que o linoleato de metilo produzido por G. lucidum estimula a expressão da catalase ao nível da transcrição.[64]

Os resultados do estudo conduzido por Shiny K S indicaram que o potencial cardioprotector da taurina se devia provavelmente ao aumento da atividade das enzimas dos radicais livres, ou a uma neutralização dos radicais livres pela sua natureza antioxidante, ou a um reforço da membrana do miocárdio pela sua propriedade estabilizadora da membrana. Isto está de acordo com Gupta M et al, que sugeriram que um declínio progressivo do nível de glutatião reduzido hepático (GSH) e um aumento concomitante da atividade da transaminase glutamato piruvato sérica (SGPT) também sugerem que ocorrem maiores danos nos tecidos e uma diminuição da atividade antioxidante intracelular com períodos de isquemia mais longos e durante a reperfusão.

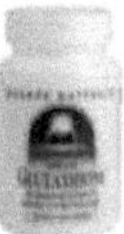

C. <u>SISTEMA DE GLUTATIÃO</u>:

O sistema do glutatião inclui o glutatião, a glutatião redutase, as glutatião peroxidases e as glutatião S-transferases. Este sistema encontra-se em animais, plantas e microrganismos. O glutatião é o principal tiol intracelular não proteico. Está presente em concentrações até 10 mM em muitas células e constitui uma defesa primária contra o stress oxidativo pela sua capacidade de eliminar os radicais livres ou de participar na redução do peróxido de hidrogénio. Os mecanismos através dos quais a síntese de GSH pode ser regulada em resposta a uma maior utilização de tiol são um componente essencial da resposta celular adaptativa ao stress oxidativo. O glutatião é um tri-peptídeo que foi detectado virtualmente em todos os compartimentos celulares, como o citosol, os cloroplastos, o retículo endoplasmático, os vacúolos e as mitocôndrias. Esta reatividade, juntamente com a estabilidade relativa e a elevada solubilidade em água do GSH, torna-o um bioquímico ideal para proteger as plantas contra o stress, incluindo o stress oxidativo, os metais pesados e determinados produtos químicos orgânicos exógenos e endógenos. O glutatião participa no controlo dos níveis de H2O2.[60]

A alteração do rácio entre a sua forma reduzida (GSH) e oxidada (GSSG) durante a degradação do H2O2 é importante em determinadas vias de sinalização redox. Foi sugerido que o rácio GSH/GSSG, indicativo do equilíbrio redox celular, pode estar envolvido na perceção das ROS. O glutatião reduzido (GSH) actua como um antioxidante e está diretamente envolvido na redução da maioria dos radicais de oxigénio activos gerados devido ao stress.[65]

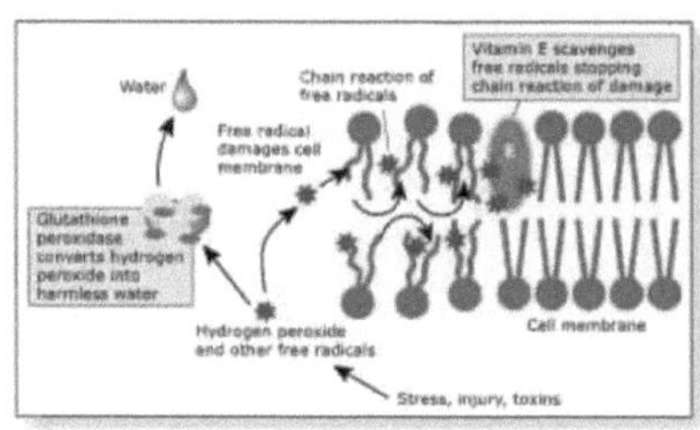

Figura 8: Mecanismo de ação da glutationa peroxidase

Os autores também sugeriram que o nível de GSH na saliva aumentou significativamente nas crianças, de acordo com o nível de LB salivar e a presença de cáries dentárias. Recomendaram que a GSH pode ser um biomarcador para bactérias cariogénicas e cáries dentárias.[66] A glutationa peroxidase (GPx), que contém selénio ativo, está envolvida não só na remoção do peróxido de hidrogénio, mas também na conversão de hidroperóxidos lipídicos (LOOH) nos seus álcoois correspondentes (LOH) e na oxidação da GSH em dissulfureto de glutationa (GSSG). O GSSG é novamente reduzido a GSH pela glutatião redutase dependente de NADPH. Uma vez que o ferro e o cobre catalisam a produção de radicais, é necessário sequestrá-los para evitar a toxicidade. As glutatião S-transferases são outra classe de enzimas antioxidantes dependentes do glutatião que apresentam uma elevada atividade com peróxidos lipídicos. Estas enzimas encontram-se em níveis particularmente elevados no fígado e também servem no metabolismo de desintoxicação.[67]

Foi realizado um inquérito transversal à saúde oral de 257 crianças com idades compreendidas entre os 6 e os 14 anos para determinar a associação do glutatião salivar com a cárie dentária e as bactérias cariogénicas. Foram medidos os níveis de glutatião total, glutatião reduzido (GSH) e glutatião oxidado (GSSG). Os estreptococos mutans (MS) e os lactobacilos (LB) salivares foram medidos utilizando os kits Dentocult MS e Dentocult LB. O estado da cárie dentária foi examinado. A análise de covariância (ANCOVA) e um modelo de regressão linear foram utilizados para avaliar a associação entre metabolitos de glutatião, bactérias cariogénicas e estado de cárie dentária. Verificou-se que o nível salivar de GSH das crianças estava significativamente aumentado de acordo com o nível salivar de LB e o DMFT (dentes cariados, perdidos e obturados). O nível de GSH mostrou uma relação linear significativa com o nível salivar de LB, com a pontuação DMFT e com a pontuação DT, e os níveis de glutatião total e GSSG mostraram uma relação linear significativa com a DT. Os autores concluíram que o nível de GSH na saliva aumentou significativamente nas crianças de acordo com o nível salivar de LB e a presença de cáries dentárias. Recomendaram que a GSH pode ser um biomarcador para bactérias cariogénicas e cáries dentárias.[68]

Foi realizado um estudo por Biju T et al para estimar e comparar os níveis de superóxido dismutase (SOD) e glutatião (GSH) no soro de indivíduos com periodontite, gengivite e saudáveis antes e depois da terapia periodontal não cirúrgica. O estudo foi concebido como um estudo de intervenção simples e cego que incluiu 75 indivíduos, incluindo ambos os sexos e divididos em três grupos de 25 pacientes cada.

Os pacientes foram categorizados em periodontite crónica, gengivite e saudáveis. A gravidade da inflamação foi avaliada utilizando o índice gengival e a profundidade de sondagem da bolsa. Foi efectuada uma análise bioquímica para estimar os níveis de SOD e GSH antes e depois da terapia periodontal não cirúrgica. Os resultados obtidos foram depois analisados estatisticamente utilizando o teste ANOVA e *o teste* t emparelhado. Os resultados mostraram um maior nível sérico de SOD

e GSH no grupo saudável em comparação com os outros grupos. A diferença foi considerada estatisticamente significativa. Os níveis de SOD pós-tratamento foram estatisticamente mais elevados do que os níveis

pré-tratamento no grupo da periodontite e da gengivite. [57]

O estudo foi realizado por Chung JH et al em 2014 para investigar os efeitos e o possível mecanismo subjacente da Deferoxamina na diferenciação osteoblástica das células do ligamento periodontal humano. O efeito da Deferoxamina na diferenciação de osteoblastos foi determinado pela intensidade da coloração dos depósitos de cálcio com vermelho de Alizarina e pela análise RT-PCR da expressão de marcadores osteoblásticos. As vias de transdução de sinal foram analisadas por western blotting. A deferoxamina aumentou a diferenciação osteogénica de uma forma dependente da concentração através da expressão do ARNm para marcadores de diferenciação e formação de nódulos de cálcio. A exposição de células do ligamento periodontal humano à Deferoxamina resultou num aumento da produção de espécies reactivas de oxigénio e nos níveis da proteína do fator nuclear eritroide 2 relacionado com extracções nucleares, bem como num aumento dependente da dose na expressão de genes alvo do fator nuclear eritroide 2 relacionado com o fator, incluindo glutatião, glutatião S-transferase, γ-glutamilcisteína-ligase, glutatião redutase e glutatião peroxidase. O estudo concluiu que a Deferoxamina não tóxica promove a diferenciação osteoblástica das células do ligamento periodontal humano através da modulação da via antioxidante mediada pelo fator nuclear eritroide 2.[69]

Um estudo foi realizado por Sree S et al em 2012 para avaliar o stress oxidativo e o estado antioxidante presente no tecido gengival e no plasma de pacientes com periodontite crónica e para avaliar a propriedade antioxidante da taurina. O estado periodontal em 10 pacientes com periodontite crónica foi avaliado em termos de índice gengival, índice de placa, profundidade da bolsa de sondagem e nível de fixação clínica antes e depois da administração oral de taurina (500 mg O.D.) durante 15 dias. O stress oxidativo presente no tecido gengival e no sangue (através da medição da substância reactiva do ácido tiobarbitúrico) e os antioxidantes, nomeadamente a glutationa peroxidase e a glutationa reduzida, foram estimados antes e depois da administração de taurina. As alterações dos parâmetros clínicos foram igualmente reavaliadas após a administração de taurina. As comparações estatísticas foram efectuadas utilizando o *teste t* de Student. Um nível *de P* < 0,05 foi considerado estatisticamente significativo. Resultados: Os níveis da substância reactiva do ácido tiobarbitúrico no plasma e no tecido gengival mostraram uma redução significativa ($P < 0,001$) após a administração de taurina. A enzima antioxidante glutationa peroxidase apresentou uma redução significativa após a administração de taurina ($P < 0,001$), enquanto a glutationa aumentou significativamente ($P < 0,001$) após a administração de taurina. A melhoria do estado periodontal após a administração de taurina também foi estatisticamente significativa. Com base nas avaliações bioquímicas e clínicas, a taurina parece exercer um papel protetor contra o stress oxidativo no tratamento de pacientes com periodontite crónica.[70]

Foi realizado um estudo por Savita M et al para avaliar e comparar o nível de glutatião e o equilíbrio redox (rácio GSH: GSSG) no FGC de doentes com periodontite crónica, controlos periodontalmente saudáveis e também para avaliar o efeito da terapia periodontal não cirúrgica no nível de glutatião e no equilíbrio redox durante a visita pós-operatória de 3 meses em 2015. Foram recolhidas amostras de base do GCF de 20 pacientes com periodontite crónica e 20 indivíduos periodontalmente saudáveis para a estimativa dos níveis de GSH e GSSG. Os pacientes com periodontite foram chamados 3 meses após a terapia periodontal não cirúrgica para reamostrar o GCF. Os níveis de GSH e GSSG foram medidos por cromatografia líquida de alta eficiência. Os valores foram analisados estatisticamente pelo teste t emparelhado. Verificou-se que os valores médios de GSH e GSSG no FGC eram significativamente mais baixos nos doentes com periodontite antes e 3 meses após a terapia periodontal não cirúrgica, em comparação com os valores dos indivíduos do grupo de controlo. Além disso, a terapia não cirúrgica bem sucedida, apesar de conduzir a uma melhoria significativa nos níveis de GSH e GSSG, não restaura a concentração de glutatião para os níveis observados em indivíduos saudáveis. Os autores concluíram que uma terapia periodontal não cirúrgica bem sucedida leva a uma melhoria significativa no equilíbrio redox (rácio GSH: GSSG) em pacientes com periodontite crónica.[71]

Um estudo transversal que envolveu 300 pessoas, das quais 150 eram casos e 150 eram controlos, foi conduzido por Sreeram, M et al para avaliar a eficácia da gamaglutamiltransferase (GGT) como biomarcador para a OS em periodontite, juntamente com outros biomarcadores utilizados por rotina em 2015. Os candidatos inscritos eram doentes que visitaram o OPD do MGVs Dental College and Hospital, Nasik, Índia, entre janeiro de 2011 e dezembro de 2012. As amostras de soro de pacientes com periodontite e controlos foram analisadas para malondialdeído, superóxido dismutase (SOD), glutationa peroxidase (GPx), ácido úrico e GGT. A análise foi efectuada utilizando o teste t de Student. Verificou-se que os valores de malondialdeído eram significativamente mais elevados nos casos, enquanto os níveis de SOD, GPx e ácido úrico eram inferiores aos dos controlos. Os níveis de GGT eram significativamente mais elevados nos casos em comparação com os controlos. Os autores concluíram que a GGT pode ser utilizada como um marcador barato, rápido, fácil e preciso para medir a OS.[72]

Um estudo efectuado por Haynes JD sugeriu que o nível de GSH na saliva aumentou significativamente nas crianças, de acordo com o nível de LB salivar e a presença de cáries dentárias. Recomendaram que a GSH pode ser um biomarcador para bactérias cariogénicas e cáries dentárias. Isto estava de acordo com os estudos efectuados por Hun Dong et al. Biju T mostrou níveis diminuídos de glutatião no soro de periodontite e gengivite nos casos de pré-tratamento. Resultados semelhantes foram encontrados por Gupta M et al, Savita M et al. Sreeram et al sugeriram o glutatião como um marcador do stress oxidativo em doentes com periodontite crónica.

D. **THIOREDOXIN:**

O sistema tioredoxina contém a proteína tioredoxina de 12 kDa e a sua companheira tioredoxina redutase. As proteínas relacionadas com a tioredoxina estão presentes em todos os organismos sequenciados, sendo que as plantas, como a Arabidopsis thaliana, apresentam uma diversidade particularmente grande de isoformas. O sítio ativo da tioredoxina é constituído por duas cisteínas vizinhas que podem alternar entre uma forma ativa de ditiol (reduzida) e uma forma oxidada de dissulfureto. No seu estado ativo, a tioredoxina actua como um agente redutor eficaz, eliminando espécies reactivas de oxigénio e mantendo outras proteínas no seu estado reduzido. Após ser oxidada, a tioredoxina ativa é regenerada pela ação da tioredoxina redutase, utilizando o NADPH como dador de electrões.[73]

Há anos que se sabe que a tioredoxina desempenha um papel de defesa antioxidante nas plantas e atualmente acumulam-se provas de que a tioredoxina é um constituinte importante do sistema de defesa antioxidante nos animais. Assume-se frequentemente que os sintomas causados nos animais pela deficiência de selénio se devem à falta de glutationa peroxidase. No entanto, a principal proteína que contém selénio no plasma humano é a selenoproteína P, que tem sido sugerida como exercendo propriedades antioxidantes. [74]A tioredoxina redutase é também uma selenoproteína.

II) **HORMONAS**

A melatonina é uma hormona natural, presente em todos os organismos, que tem muitas funções biológicas. A melatonina actua como antioxidante e promotor de antioxidantes de várias formas diferentes. A melatonina exerce atividade oncostática através de vários mecanismos biológicos, incluindo acções anti-proliferativas, estimulação da imunidade anticancerígena, modulação da expressão de oncogenes e efeitos anti-inflamatórios, antioxidantes e anti-angiogénicos. Em primeiro lugar, a melatonina elimina as ROS, que são conhecidos segundos mensageiros nas vias de sinalização que conduzem à divisão celular.[78] Numerosos estudos documentaram que a melatonina é um mediador importante na formação e estimulação óssea. A melatonina, com as suas propriedades antioxidantes e a sua capacidade de desintoxicar os radicais livres, pode interferir nesta função do osteoclasto e, assim, inibir a reabsorção óssea. O efeito osteogénico da melatonina pode ser de importância clínica, uma vez que poderia ser utilizada como agente terapêutico em situações em que a formação óssea seria vantajosa, como no tratamento de fracturas ou da osteoporose.[76] Além disso, estudos demonstraram que a melatonina pode desempenhar um papel fisiológico no desenvolvimento/crescimento dos dentes, regulando a função celular das células odontogénicas nos germes dentários [79]

Abdolsamadi H et al realizaram um estudo em 2013 para examinar as possíveis ligações entre os níveis de melatonina salivar e a diabetes tipo II e as doenças periodontais. Foi estudado um total de 30 pacientes diabéticos de tipo II, 30 pacientes com doenças periodontais, 30 pacientes diabéticos de tipo II com doença periodontal e 30 controlos com idade e IMC. O estado periodontal foi avaliado pelo Índice Periodontal Comunitário (CPI). Os níveis de melatonina salivar foram determinados por um kit comercial de ensaio imunoenzimático (ELISA). A média do nível de melatonina salivar foi significativamente mais baixa em pacientes com periodontite ou diabetes, em comparação com indivíduos saudáveis. A concentração de melatonina salivar diminuiu nos doentes diabéticos de tipo II e nos doentes com periodontite. Concluiu-se que o nível salivar de melatonina tem um papel importante na patogénese da diabetes e das doenças periodontais.[80]

Cutando et al realizaram um estudo para comparar o grau de doença periodontal e os níveis de interleucina-2 com as concentrações de melatonina no plasma e na saliva de pacientes diabéticos. Foi estudado um total de 43 doentes diabéticos e 20 controlos com idade e sexo equivalentes. O estado periodontal foi avaliado pelo Índice Periodontal Comunitário (CPI). Os níveis de melatonina plasmática e salivar foram determinados por radioimunoensaios comerciais específicos, e a interleucina-2 plasmática foi medida utilizando um kit comercial de ensaio imunoenzimático. As concentrações de melatonina no plasma e na saliva mostraram uma resposta bifásica nos doentes diabéticos. A melatonina diminuiu em pacientes com um índice IPC de 2, e depois aumentou, atingindo os níveis mais elevados em pacientes com um índice IPC de 4. Em contraste, os níveis de interleucina-2 diminuíram do índice IPC de 1 para 4. O resultado do estudo indicou que, em pacientes diabéticos, a presença de um comprometimento acentuado do estado oral, tal como avaliado pelo índice IPC, é acompanhada por um aumento da melatonina plasmática e salivar e este aumento na excreção de melatonina salivar pode ter um papel protetor periodontal.[81]

Balaji et al realizaram um estudo com 5 indivíduos saudáveis e 15 doentes com periodontite crónica que foram recrutados para este estudo piloto para medir os níveis gengivais, plasmáticos e salivares de melatonina em indivíduos periodontais saudáveis e doentes com periodontite crónica. Não foram encontradas diferenças estatisticamente significativas nos níveis médios de melatonina entre os indivíduos saudáveis e os doentes com periodontite crónica nas amostras de saliva e plasma, enquanto que nas amostras de tecido gengival, os níveis de melatonina estavam significativamente mais baixos nos doentes com periodontite crónica em comparação com os indivíduos saudáveis. Este estudo demonstrou que a presença de melatonina estava diminuída nos tecidos gengivais dos doentes com periodontite crónica.[82]

Um estudo realizado por Abdolsamadi H et al mostrou que a concentração de melatonina salivar diminuiu nos doentes diabéticos de tipo II e nos doentes com periodontite e concluíram que esta tem um papel importante na patogénese da diabetes e das doenças periodontais. Resultados semelhantes foram encontrados por Balaji et al, mostrando que a presença de melatonina estava diminuída nos tecidos gengivais de pacientes com periodontite crónica. No entanto, Cutado et al, no seu estudo, indicaram que, em doentes diabéticos, a presença de um comprometimento acentuado do estado oral é acompanhada por um aumento da melatonina plasmática e salivar e este aumento da excreção de melatonina salivar pode ter um papel protetor periodontal.

III) TERPENOIDES
A. CAROTENÓIDES - Licopeno, Luteína, Alfa-caroteno, Beta-caroteno, Zeaxantina

Os antioxidantes carotenóides são um grupo de pigmentos coloridos naturais, geralmente amarelos, vermelhos ou cor de laranja, que se encontram disseminados nas plantas, actuando como armadilhas para os radicais livres. Têm efeitos protectores sobre a vitamina C e E e têm efeitos sinérgicos ao eliminar espécies reactivas de azoto. O β-caroteno é a principal fonte de pró-vitamina A na dieta. Devido ao facto de os níveis de carotenóides terem influência noutras moléculas antioxidantes, são considerados fundamentais no sistema de defesa antioxidante.[83] Svilaas et al revelaram que os carotenóides são preditores de todo o estado antioxidante.[84] Os carotenóides são poderosos antioxidantes. Podem também estar envolvidos na regulação da comunicação célula-a-célula ou da expressão genética. Uma dieta rica em carotenóides está associada a uma diminuição do risco de várias doenças degenerativas, incluindo cancro, doenças cardiovasculares ou oftalmológicas.[85] Walston et al verificaram que os pacientes com níveis baixos de α- e β-caroteno e de carotenóides totais tinham mais probabilidades de apresentar níveis elevados de interleucina-6. B- A criptoxantina tem um efeito anabólico no metabolismo ósseo. Foi demonstrado que estimula a formação óssea e inibe a reabsorção óssea. Além disso, inibe a expressão genética das enzimas osteoclásticas que estão envolvidas na reabsorção óssea. Sugere-se que o aumento da ingestão de frutas e legumes que contenham β-criptoxantina poderia reduzir o risco de osteoporose. Por conseguinte, a β-criptoxantina poderia ser relevante para a destruição periodontal, dada a sua potencial atividade osteogénica no osso e não através da sua atividade como antioxidante.[86]

Foi realizado um estudo para determinar a contribuição de vários grupos de alimentos para a ingestão total de antioxidantes e para avaliar as correlações entre a ingestão total de antioxidantes de vários grupos de alimentos e os antioxidantes plasmáticos. Recolhemos registos alimentares pesados de 7 dias num grupo de 61 adultos com amostras de plasma correspondentes, e utilizámos dados de um inquérito nacional a 2672 adultos noruegueses baseado num extenso QFA. A ingestão total de antioxidantes foi de aproximadamente 17 mmol/d, com beta-caroteno, alfatocoferol e vitamina C contribuindo com <10%. A ingestão de café contribuiu com aproximadamente 11,1 mmol, seguida de frutas (1,8 mmol), chá (1,4 mmol), vinho (0,8 mmol), cereais (ou seja, todos os alimentos que contêm grãos; 0,8 mmol) e vegetais (0,4 mmol). A ingestão de antioxidantes totais foi significativamente correlacionada com o plasma de luteína, zeaxantina e licopeno. Entre os grupos alimentares individuais, o café, o vinho e os vegetais foram significativamente correlacionados com a zeaxantina, o beta-caroteno e o alfa-caroteno da dieta. Estes dados concordam com a hipótese de que os antioxidantes dietéticos, para além dos antioxidantes bem conhecidos, contribuem para a nossa defesa antioxidante. Surpreendentemente, o maior contribuinte para a ingestão total de antioxidantes foi o café.[84]

Um estudo de coorte prospetivo e de painel fechado sobre envelhecimento e saúde oral em homens adultos foi usado para avaliar se a ingestão de café está associada à doença periodontal em homens adultos por Nathan et al em 2014. Os participantes incluíram os 1.152 homens dentados no Estudo Longitudinal Dental dos Assuntos dos Veteranos (VA) que se apresentaram para exames médicos e dentários abrangentes de 1968 a 1998. A idade média na linha de base era de 48 anos; os homens foram seguidos até 30 anos. Os participantes não são pacientes do VA; em vez disso, recebem os seus cuidados médicos e dentários no sector privado. O estado periodontal foi avaliado pela profundidade de sondagem (PD), hemorragia à sondagem e perda óssea alveolar radiográfica (ABL), medida em radiografias periapicais intra-orais com um método de régua de Schei modificado. A doença periodontal moderada a grave foi definida como o número cumulativo de dentes que exibiam PD ≥4 mm ou ABL ≥40%. A ingestão de café foi obtida a partir de auto-relatos dos participantes usando o Cornell Medical Index e questionários de frequência alimentar. Modelos lineares generalizados multivariados de medidas repetidas estimaram o número médio de dentes com doença moderada a grave em cada exame por nível de consumo de café. Os autores constataram que um maior consumo de café estava associado a uma pequena mas significativa redução do número de dentes com perda óssea periodontal. Não foram encontradas evidências de que o consumo de café fosse prejudicial à saúde periodontal. O estudo concluiu que o consumo de café pode ser protetor contra a perda óssea periodontal em homens adultos.[87]

LICOPENO

É um carotenoide sem atividade provitamina A. Os seres humanos e os animais não sintetizam licopeno, pelo que dependem de fontes alimentares. O tomate e os produtos à base de tomate, a melancia, a toranja rosa, os alperces, a goiaba rosa e a papaia são as fontes alimentares de licopeno. Vários estudos recentes demonstraram que a ingestão de tomate e de produtos à base de tomate está associada a uma diminuição do risco de doenças crónicas, como o cancro e as doenças cardiovasculares. Os níveis de licopeno no soro e nos tecidos foram também inversamente relacionados com o risco de doenças crónicas.[88]

O consumo de alimentos à base de tomate, especialmente de produtos transformados à base de tomate, está associado a um risco significativamente menor de cancro da próstata e parece também estar associado a um risco menor de cancro do pulmão. O mecanismo da possível atividade anticarcinogénica do licopeno não é bem conhecido, mas existem algumas hipóteses. O cancro, bem como várias outras doenças crónicas, está ligado ao stress oxidativo. Estudos in vitro demonstraram que o licopeno tem a atividade antioxidante mais elevada de todos os carotenóides. Tem a capacidade de extinguir o oxigénio singlete (mais do que o beta-caroteno), de capturar os radicais peroxilo, de inibir a oxidação do ADN, de inibir a peroxidação lipídica e, em alguns estudos, de inibir a oxidação das lipoproteínas de baixa densidade (LDL).[47]

Os possíveis mecanismos de ação postulados para o licopeno incluem:[66]

- Inibição do crescimento e indução da diferenciação em células cancerosas através da modulação da expressão de proteínas reguladoras do ciclo celular.

- Modulação dos sistemas do fator de crescimento semelhante à insulina (IGF)-1/proteína de ligação ao IGF (BP)-3.

- Aumento da expressão do gene da conexina 43 (Cx43) e aumento da comunicação intercelular entre as junções

- Modulação da sinalização redox Prevenção de danos oxidativos no ADN

- Inibição da interleucina (IL-6) e dos androgénios

- Inibição da 5-lipoxigenase

- Modulação de enzimas metabolizadoras de carcinogéneos

- Modulação da função imunitária.

O licopeno funciona como um antioxidante muito potente, e este é claramente um importante mecanismo de ação do licopeno. O licopeno apresenta a mais elevada constante de velocidade de extinção física com o oxigénio singlete. Verificou-se que o licopeno é, pelo menos, três vezes mais eficaz do que o O-caroteno na prevenção da morte celular. Em concentrações fisiológicas, pode inibir o crescimento das células cancerosas humanas, interferindo com a sinalização dos receptores dos factores de crescimento e com a progressão do ciclo celular, especificamente nas células cancerosas da próstata, sem evidência de efeitos tóxicos ou de apoptose celular.[85] Foram também propostos mecanismos não antioxidantes. A falha na sinalização celular

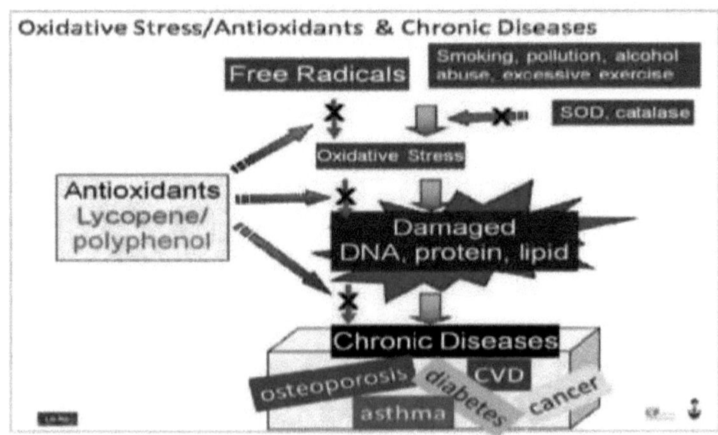

pode ser uma causa do crescimento excessivo das células e, eventualmente, do cancro. Linden et al. avaliaram a correlação entre a saúde periodontal e os níveis séricos de múltiplos antioxidantes. Verificou que os níveis de α e β-caroteno, β-criptoxantina e zeaxantina eram significativamente mais baixos em doentes com periodontite moderada e grave, mas não foi encontrada uma associação semelhante nos níveis de luteína, licopeno, α-tocoferol ou retinol com a periodontite.[88]

Figura 9: Ação do licopeno
O licopeno pode estimular a comunicação entre as células através de junções comunicantes. Estudos em células humanas e animais identificaram um gene, a conexina 43, cuja expressão é regulada pelo licopeno e que permite a comunicação intercelular direta entre as junções comunicantes (GJC). O licopeno, quando administrado na dose de 4,8 mg/dia por via oral durante 3 meses, leva à reversão das alterações displásicas na leucoplasia e, quando administrado na dose de 16 mg/dia, leva a um aumento substancial da abertura da boca na fibrose submucosa oral. A principal fonte alimentar de licopeno é o tomate, sendo o licopeno do tomate cozinhado, do sumo de tomate e do molho de tomate, inclusive, mais biodisponível do que o do tomate cru. [73]

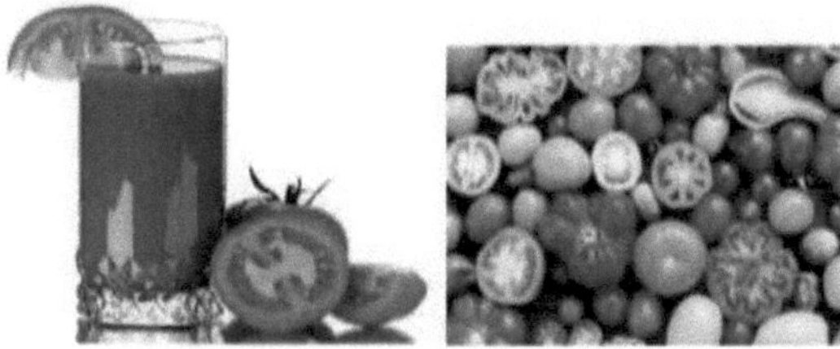

Existem algumas provas preliminares in vitro para esta última proposta. O mecanismo da possível atividade anti-aterogénica do licopeno também não é claro. A atividade antioxidante do licopeno é uma possibilidade. Verificou-se também que o licopeno inibe a síntese do colesterol, inibe a atividade da HMG-CoA (hidroximetilglutaril coenzima A) redutase e aumenta a atividade dos receptores de LDL nos macrófagos. Um pequeno estudo preliminar efectuado em seres humanos, relatou um efeito de redução do colesterol LDL do licopeno.[89]

Linden GJ et al realizaram um estudo em 2009 para investigar a associação entre a saúde periodontal e os níveis séricos de vários antioxidantes, incluindo carotenóides, retinol e vitamina E, num grupo homogéneo de homens da Europa Ocidental. Foi examinada uma amostra representativa de 1258 homens com idades compreendidas entre os 60 e os 70 anos, provenientes da população da Irlanda do Norte, e cada participante tinha seis ou mais dentes, preencheu um questionário e foi submetido a um exame clínico periodontal. Os níveis séricos de antioxidantes solúveis em lípidos foram medidos por cromatografia líquida de alta eficiência com deteção por matriz de díodos. A análise multivariável foi efectuada utilizando regressão logística com ajustamento para possíveis factores de confusão. Os modelos foram construídos utilizando duas medidas do estado periodontal (periodontite de baixo e alto limiar) como variáveis dependentes e os quintos de cada antioxidante como variável preditora. Os níveis de a- e b-caroteno, b-criptoxantina e zeaxantina foram significativamente mais baixos nos homens com periodontite de baixo limiar. Estes carotenóides foram também significativamente mais baixos na periodontite de alto limiar. Não se registaram diferenças significativas nos níveis de luteína, licopeno, a- e g-tocoferol ou retinol em relação à periodontite. Em modelos totalmente ajustados, verificou-se uma relação inversa entre alguns carotenóides (a- e b-caroteno e b-criptoxantina) e a periodontite de baixo limiar. O b-caroteno e a b-criptoxantina foram os únicos antioxidantes associados a um risco acrescido de periodontite grave de alto limiar. Concluiu-se que os baixos níveis séricos de vários carotenóides, em particular a b-criptoxantina e o b-caroteno, estavam associados a uma maior prevalência de periodontite neste grupo homogéneo de homens da Europa Ocidental com 60-70 anos de idade.[85]

Foi realizado um estudo aleatório, duplamente cego, paralelo, de boca dividida para comparar o efeito do licopeno administrado por via sistémica como monoterapia e como adjuvante da destartarização e alisamento radicular em pacientes com gengivite. Foram envolvidos 20 pacientes sistemicamente saudáveis que apresentavam sinais clínicos de gengivite. O índice de hemorragia (SBI) e as medidas não invasivas da placa bacteriana (PI) e da gengivite (GI) foram avaliados no início, 1 e 2 semanas. Todos os grupos de tratamento demonstraram reduções estatisticamente significativas no IG, SBI e PI. O tratamento com OP-licopeno resultou numa diminuição estatisticamente significativa do IG quando comparado com OP-placebo ($p < 0,05$) e não OP-placebo ($p < 0,01$). Os resultados apresentados no estudo sugerem que o licopeno é muito promissor como modalidade de tratamento da gengivite. A possibilidade de obter um efeito aditivo ao combinar a profilaxia oral de rotina com o licopeno é também uma possibilidade excitante, que merece um estudo mais aprofundado.[90]

Um estudo de coorte retrospetivo, com um seguimento de 2 anos (2003-2005), foi realizado por Iwasaki M et al Nigata City (Japão) para investigar a relação longitudinal entre a ingestão de antioxidantes alimentares e a doença periodontal em idosos japoneses residentes na comunidade. Os indivíduos dentados com 75 anos de idade em 2003, para os quais existiam dados disponíveis, foram incluídos nas análises (264). A ingestão de antioxidantes alimentares (vitamina C, vitamina E, α-caroteno e β-caroteno) foi avaliada com um QFA validado. Os participantes foram classificados por tercil de ingestão de antioxidantes. O estado periodontal da boca inteira, medido como o nível de fixação clínica, foi registado nos exames de base e de acompanhamento. A progressão da doença periodontal foi considerada como uma perda de inserção de 3 mm ou mais durante o período do estudo no local interproximal para cada dente. Finalmente, o número de dentes com progressão da doença periodontal por pessoa foi calculado e utilizado como resultado. Foi efectuada uma análise de regressão de Poisson, com os antioxidantes da dieta como exposição principal, para estimar a sua influência no número de dentes com progressão da doença periodontal. Uma maior ingestão de antioxidantes dietéticos foi inversamente associada ao número de dentes com progressão da doença periodontal, controlando para outras variáveis. Os resultados do estudo sugerem que uma maior ingestão de antioxidantes pode atenuar a doença periodontal em idosos japoneses que vivem na comunidade.[91]

Um estudo realizado por Linden GJ et al concluiu que os níveis séricos baixos de vários carotenóides, em particular a b-criptoxantina e o b-caroteno, estavam associados a uma maior prevalência de periodontite, o que está de acordo com o estudo realizado por Iwasaki M et al. Chandra et al mostraram que o tratamento com licopeno resultou numa diminuição das medidas de gengivite, sugerindo assim que se trata de uma modalidade de tratamento da gengivite.

<u>**ZEAXANTINA**</u>

É um pigmento vegetal de cor amarela. Tem fortes propriedades antioxidantes e é um dos dois carotenóides amarelos que se encontram na retina. Encontra-se em abundância nos espinafres, nas couves, na couve e no milho. Actua como filtro e escudo contra a luz azul nociva do olho e protege contra as cataratas relacionadas com a idade e a degenerescência macular, a principal causa de cegueira em pessoas com mais de 65 anos.

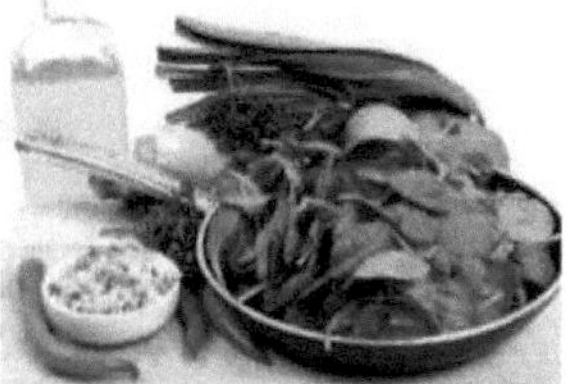 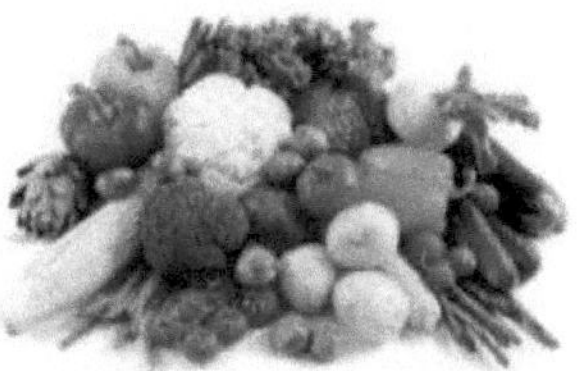

A degenerescência macular é uma doença que destrói a parte central da retina, as células que recolhem a luz na parte posterior do olho. À medida que a doença progride, o centro do campo de visão começa a ficar desfocado, dificultando a leitura, a condução e o reconhecimento de rostos. A zeaxantina e a luteína podem restaurar a densidade do pigmento macular, que diminui com a idade.[79]

Linden GJ et al realizaram um estudo em 2009 para investigar a associação entre a saúde periodontal e os níveis séricos de vários antioxidantes, incluindo carotenóides, retinol e vitamina E, num grupo homogéneo de homens da Europa Ocidental. Foi examinada uma amostra representativa de 1258 homens com idades compreendidas entre os 60 e os 70 anos, provenientes da população da Irlanda do Norte, e cada participante tinha seis ou mais dentes, preencheu um questionário e foi submetido a um exame clínico periodontal. Os níveis séricos de antioxidantes solúveis em lípidos foram medidos por cromatografia líquida de alta eficiência com deteção por matriz de díodos. A análise multivariável foi efectuada utilizando regressão logística com ajustamento para possíveis factores de confusão. Os modelos foram construídos utilizando duas medidas do estado periodontal (periodontite de baixo e alto limiar) como variáveis dependentes e os quintos de cada antioxidante como variável preditora. Os níveis de a- e b-caroteno, b-criptoxantina e zeaxantina foram significativamente mais baixos nos homens com periodontite de baixo limiar. Estes carotenóides foram também significativamente mais baixos na periodontite de alto limiar. Não se registaram diferenças significativas nos níveis de luteína, licopeno, a- e g-tocoferol ou retinol em relação à periodontite. Em modelos totalmente ajustados, verificou-se uma relação inversa entre alguns carotenóides (a- e b-caroteno e b-criptoxantina) e a periodontite de baixo limiar. O b-caroteno e a b-criptoxantina foram os únicos antioxidantes associados a um risco acrescido de periodontite grave de alto limiar. Concluiu-se que os baixos níveis séricos de vários carotenóides, em particular a b-criptoxantina e o b-caroteno, estavam associados a uma maior prevalência de periodontite neste grupo homogéneo de homens da Europa Ocidental com 60-70 anos de idade.[85]

<u>**LUTEÍNA**</u>

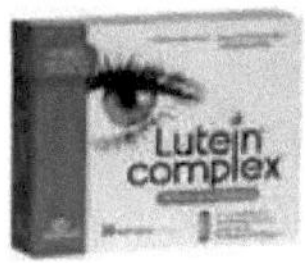

É um carotenoide amarelo-alaranjado que se encontra nas folhas verdes escuras, como a couve, os espinafres e as couves. A luteína é um dos principais pigmentos encontrados na retina. Actua filtrando e protegendo a luz azul nociva do olho e demonstrou oferecer uma proteção significativa contra a degenerescência macular, a principal causa de cegueira nas pessoas idosas: pode também proteger contra a formação de cataratas.[61]

Linden GJ et al realizaram um estudo em 2009 para investigar a associação entre a saúde periodontal e os níveis séricos de vários antioxidantes, incluindo carotenóides, retinol e vitamina E, num grupo homogéneo de homens da Europa Ocidental. Foi examinada uma amostra representativa de 1258 homens com idades compreendidas entre os 60 e os 70 anos, provenientes da população da Irlanda do Norte, e cada participante tinha seis ou mais dentes, preencheu um questionário e foi submetido a um exame clínico periodontal. Os níveis séricos de antioxidantes solúveis em lípidos foram medidos por cromatografia líquida de alta eficiência com deteção por matriz de díodos. A análise multivariável foi efectuada utilizando regressão logística com ajustamento para possíveis factores de confusão. Os modelos foram construídos utilizando duas medidas do estado periodontal (periodontite de baixo e alto limiar) como variáveis dependentes e os quintos de cada antioxidante como variável preditora. Os níveis de a- e b-caroteno, b-criptoxantina e zeaxantina foram significativamente mais baixos nos homens com periodontite de baixo limiar. Estes carotenóides foram também significativamente mais baixos na periodontite de alto limiar. Não se registaram diferenças significativas nos níveis de luteína, licopeno, a- e g-tocoferol ou retinol em relação à periodontite. Em modelos totalmente ajustados, verificou-se uma relação inversa entre alguns carotenóides (a- e b-caroteno e b-criptoxantina) e a periodontite de baixo limiar. O b-caroteno e a b-criptoxantina foram os únicos antioxidantes associados a um risco acrescido de periodontite grave de alto limiar. Concluiu-se que os baixos níveis séricos de vários carotenóides, em particular a b-criptoxantina e o b-caroteno, estavam associados a uma maior prevalência de periodontite neste grupo homogéneo de homens da Europa Ocidental com 60-70 anos de idade.[85]

8.   **NÃO CAROTENÓIDES -** Eugenol, Saponinas, Limonóides

Eugenol - Tem, de longe, a capacidade de absorção de radicais de oxigénio (ORAC) mais elevada de todas as substâncias de origem alimentar (no óleo de cravinho). A sua concentração no óleo de cravinho é 5 a 20 vezes superior à encontrada noutras fontes, como o manjericão e a canela. O eugenol tem a mais poderosa atividade antioxidante e de eliminação de radicais.[88]

Um estudo foi realizado por Gulcin e Ilhami para estimar a capacidade do eugenol de atuar como antioxidante, foram estudados os seguintes: atividade de eliminação; atividade antioxidante total; e capacidade de reduzir íons férricos e íons cúpricos. Verificou-se que o eugenol inibiu 96,7% da peroxidação lipídica de uma emulsão de ácido linoleico a uma concentração de 15-µg/mL. Hidroxianisol butilado, hidroxitolueno butilado, α-tocoferol e Trolox (®) exibiram 95,4%, 99,7%, 84,6% e 95,6% de inibição da peroxidação, respetivamente, na concentração de 15-µg/mL. De acordo com os resultados deste estudo, o eugenol teve a atividade antioxidante mais poderosa e a atividade de eliminação de radicais.[92]

IV) POLIFENÓIS FLAVONÓIDES (também chamados bioflavonóides) - Quercetina, Hesperidina - Rutina, Catequina (extrato de chá verde), Curcuminóides de curcuma

<u>**FLAVONÓIDES:**</u>

São compostos polifenólicos que se encontram em frutos, legumes e certas bebidas. A ingestão dietética de flavonóides é bastante elevada em comparação com outros antioxidantes dietéticos. Possuem actividades antioxidantes, anti-inflamatórias, antialérgicas, antiplaquetárias e antitumorais. Têm também uma ação inibidora sobre a colagenase bacteriana. Foi também estabelecida uma relação sinérgica entre os flavonóides e a vitamina C.[93] Os alimentos ricos em flavonóides ajudam a proteger os vasos sanguíneos de rupturas ou fugas, protegem as células dos danos causados pelo oxigénio e previnem a inflamação excessiva em todo o corpo. O chá verde tem componentes flavonóides chamados catequina que podem atingir 1 grama por chávena.

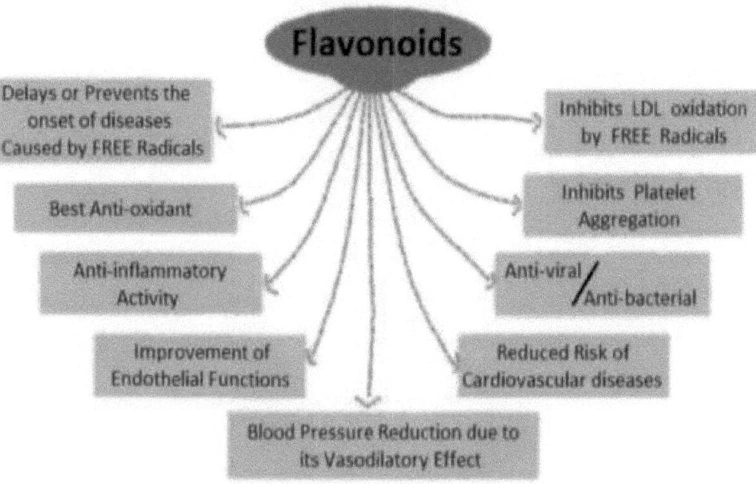

Figura 10: Acções dos flavonóides

Outras fontes ricas em flavonóides são o cacau, as bagas, a cebola, a maçã, etc. Tomofuji et al. demonstraram que os ratos alimentados com uma dieta enriquecida com cacau podiam desenvolver periodontite experimental, no entanto, os níveis séricos de ROS e o rácio de GSH foram mantidos nos tecidos gengivais.[94] Sonia N. revelou que existe uma redução significativa do índice de hemorragia gengival no grupo de consumidores de chá verde, bem como no grupo de pacientes que seguiram o tratamento com flavonóides.[95] Kushiyama et al. demonstraram que a ingestão de chá verde estava inversamente relacionada com a profundidade média da bolsa, a hemorragia à sondagem e o nível de fixação clínica.[96] Balbin demonstrou que o chá verde pode inibir completamente a atividade da colagenase no FGC em doentes com periodontite agressiva. Foi demonstrado que os flavonóides podem restaurar o alvéolo, fornecendo assim uma massa óssea através da inibição da reabsorção óssea induzida por LPS.[97] Por conseguinte, o aumento da ingestão de flavonóides pode revelar-se uma prevenção benéfica da doença periodontal.[98]

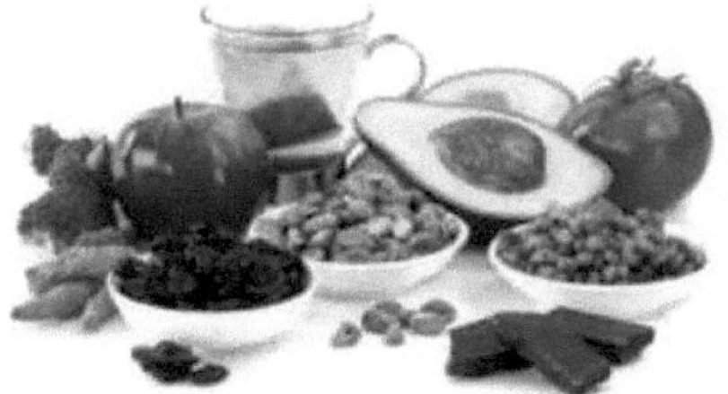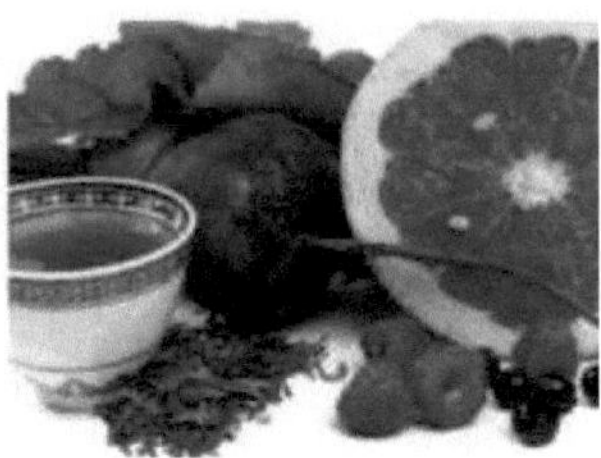

Existem numerosos polifenóis em frutos e vegetais dotados de uma poderosa atividade antioxidante. O poder antioxidante dos polifenóis, avaliado principalmente in vitro, apresenta uma vasta gama de actividades, desde a eliminação de radicais até à quelação de metais. No entanto, o seu grau aparentemente baixo de absorção in vivo e o seu extenso metabolismo no organismo levantaram questões sobre a sua contribuição para a rede antioxidante in vivo.[96]

Foi realizado um estudo piloto por Hf Awadalla, MH Ragab, MW Bassuoni, MT Fayed, MO Abbas em 2009 para avaliar as possíveis propriedades protectoras do chá verde na saúde oral. Os investigadores utilizaram as seguintes medições: Contagem de Streptococcus mutans na saliva e na placa bacteriana, valores de pH salivar e da placa bacteriana, índice de sangramento gengival (GBf). Estas medições foram aplicadas a uma amostra constituída por 25 indivíduos antes e depois do enxaguamento com chá verde durante 5 minutos (estudo a curto prazo). Este estudo experimental de intervenção foi efectuado na clínica dentária da Universidade de El-Azhar, com a contagem de S. mutans na saliva, na placa bacteriana e nas medições do GBf. Os resultados deste estudo mostraram que houve uma diferença estatisticamente significativa entre os indivíduos antes e depois do enxaguamento com chá verde a 2% durante 5 minutos no que respeita à contagem de S. mutans na saliva e na placa bacteriana, aos valores de pH salivar e da placa bacteriana e ao GBI. Este estudo apoia a eficácia da aplicação local de chá verde como material antibacteriano e anticariogénico, uma vez que diminui a acidez da saliva e da placa bacteriana, pelo que constitui uma medida económica de prevenção de cáries, especialmente nos países em desenvolvimento."

Foi realizado um estudo para investigar os efeitos antimicrobianos de compostos individuais purificados da raiz de alcaçuz extraída com etanol em Streptococcus mutans. O extrato bruto de raiz de alcaçuz (CLE) foi obtido a partir de Glycyrrhizauralensis, que foi submetido a cromatografia em coluna para separar os compostos. Os compostos purificados foram identificados por espetrometria de massa e ressonância magnética nuclear. As actividades antimicrobianas dos compostos purificados do extrato bruto da raiz de alcaçuz foram avaliadas através da determinação da concentração inibitória mínima e da realização de cinética de tempo de morte. Os efeitos inibitórios dos compostos no desenvolvimento de biofilmes foram avaliados utilizando o ensaio de violeta de cristal e a microscopia confocal. A toxicidade celular das substâncias para as células de fibroblastos gengivais humanos normais (NHGF) foi testada utilizando um ensaio de metiltiazoliltetrazólio. O grupo de controlo foi constituído por clorhexidinedigluconato (CHX). Três flavonóides antimicrobianos, 1-metoxififolinol, licorisoflavan A e 6,8-diprenilgenisteína, foram isolados do CLE. Os autores verificaram que os três flavonóides e a CHX tiveram efeitos bactericidas sobre S. mutans UA159 na concentração de ≥ 4 e ≥ 1 µg/ml, respetivamente. Os compostos purificados inibiram completamente o desenvolvimento de biofilme de S. mutans UA159 em concentrações acima de 4 µg/ml, o que foi equivalente a 2 µg/ml de CHX. A análise confocal mostrou que os biofilmes estavam esparsamente dispersos na presença de mais de 4 µg/ml dos compostos purificados. No entanto, os três compostos purificados de CLE mostraram menos efeitos citotóxicos nas células NHGF do que a CHX nessas concentrações inibidoras de biofilme. Os resultados do estudo sugeriram que os flavonóides purificados do CLE podem ser úteis no desenvolvimento de produtos de higiene oral, como soluções de gargarejo e dentifrícios para prevenir a cárie dentária.[100]

Foi realizado um estudo por Ardakani MR et al 2013 para avaliar o efeito antibacteriano de elixires bucais contendo extrato de chá verde versus clorexidina a 0,2% em microrganismos seleccionados in vitro. A atividade antibacteriana de ambos os elixires bucais e do extrato puro de chá verde foi avaliada utilizando os métodos de difusão em disco e de concentração inibitória mínima (CIM) contra cinco microrganismos: *Streptococcus mutans, Streptococcus sanguis, Enterococcus faecalis, Pseudomonas* aerogenosae *Escherichia coli*. As zonas de inibição do crescimento foram medidas em mm após 24 h de incubação a 37º C. Os dois enxaguatórios bucais foram avaliados em concentrações de 1, 2, 4, 8, 16, 32, 64, 128, 256 e 512 mg/ml para determinar a CIM, que foi interpretada como a concentração mais baixa do agente que inibiu completamente o crescimento das espécies testadas. Os resultados mostraram que a clorexidina a 0,2% produziu uma maior zona de inibição do crescimento do que o elixir bucal feito de extrato de chá verde ($P < 0,01$). Paradoxalmente, as zonas de inibição do crescimento das bactérias testadas foram significativamente maiores no extrato puro de chá verde do que na clorexidina a 0,2% ($P < 0,01$). O enxaguatório bucal à base de clorexidina inibiu o crescimento de todas as espécies testadas e apresentou CIMs significativamente mais baixos do que o enxaguatório bucal à base de chá verde ($P < 0,01$). O estudo concluiu que, embora o enxaguatório bucal feito com extrato de chá verde tenha apresentado uma atividade antimicrobiana in vitro inferior à da clorexidina a 0,2%, o extrato puro teve um efeito bactericida considerável.[101]

Foi efectuado um estudo para investigar a relação entre a ingestão de chá verde e a doença periodontal. Foram analisados 940 homens japoneses com idades compreendidas entre os 49 e os 59 anos, no âmbito de um exame de saúde completo. A profundidade de sondagem (PD), a perda de inserção clínica (AL) e a hemorragia à sondagem (BOP) foram utilizadas como parâmetros periodontais. A ingestão de chá verde foi definida como o número de chávenas por dia num questionário auto-administrado. A ingestão de chá verde foi inversamente correlacionada com a PD média, AL clínica média e BOP. Em modelos de regressão linear multivariada, cada aumento de uma chávena/dia no consumo de chá verde foi associado a uma diminuição de 0,023 mm na DP média, a uma diminuição de 0,028 mm na CA clínica média e a uma diminuição de 0,63% na BOP, após o ajuste para outras variáveis de confusão. O estudo concluiu que existia uma modesta associação inversa entre a ingestão de chá verde e a doença periodontal.[102]

Um estudo realizado por Awadalla HI et al apoia a eficácia da aplicação local de chá verde como material antibacteriano e anti-cariogénico, uma vez que diminui a acidez da saliva e da placa bacteriana, pelo que constitui uma medida de prevenção da cárie com uma boa relação custo-eficácia, especialmente nos países em desenvolvimento. Resultados semelhantes foram encontrados por Kushiyama et al, Ardakani MR et al e Sonia et al. Sonia et al também recomendaram cápsulas de flavonóides e o chá verde pode ser utilizado como outra ferramenta de tratamento para além das opções clássicas no tratamento de condições sistémicas como a dislipidemia, uma vez que tanto o estado sistémico como o periodontal pareciam melhorar quando o chá verde ou os flavonóides eram administrados. Ahn SJ et al sugeriram que os flavonóides também podem ser utilizados no desenvolvimento de produtos de higiene oral".

POLIFENÓIS:

É irónico do ponto de vista da cultura de tecidos, Os polifenóis das plantas derivam principalmente da via do ácido chiquímico através dos ácidos carboxílicos aromáticos cinâmico ou benzoico. A maioria deles possui propriedades antioxidantes, embora em graus variáveis. Os benefícios fisiológicos dos fenólicos das plantas têm sido atribuídos ao seu potencial papel na inibição da peroxidação lipídica, modulando as vias de transdução de sinal celular e induzindo a apoptose.[29] Do ponto de vista farmacológico e terapêutico, as propriedades antioxidantes dos polifenóis, como a eliminação de radicais livres e a inibição da peroxidação lipídica, são as mais importantes. Além disso, provaram ser eficazes no tratamento de várias lesões cancerosas do estômago, cólon, reto, esófago e fígado.[74]

As plantas tropicais são geralmente tolerantes a níveis elevados de stress ambiental induzido pela radiação ultravioleta, o que explica os níveis elevados de compostos fenólicos nas espécies de plantas endémicas. Várias destas plantas endémicas já foram registadas na farmacopeia tradicional contra uma vasta gama de doenças, incluindo bronquite, diabetes, asma e doenças inflamatórias. [21]

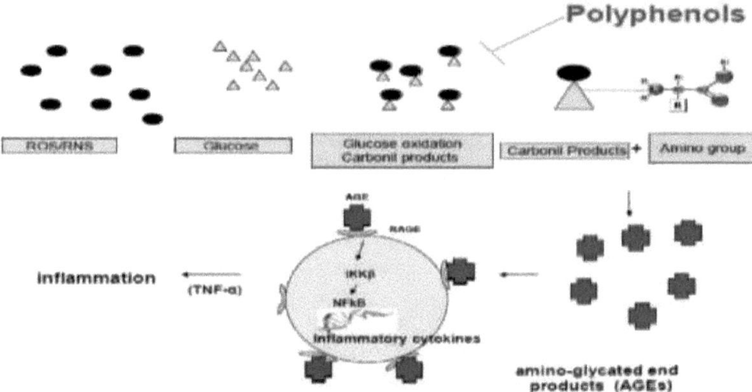

Figura 1: Mecanismo de ação dos polifenóis

A atividade antioxidante dos fenólicos deve-se principalmente às suas propriedades redox, que os fazem atuar como agentes redutores, dadores de hidrogénio e supressores do oxigénio singlete. As utilizações tradicionais de algumas plantas na sociedade iraniana e o seu conteúdo fenólico total, que variou entre 2,15 e 20,3 mg de GAE/g dw. A concentração mais elevada de fenólicos totais foi observada nas folhas de M. officinalis, seguida das folhas de L. officinalis, flores de S. lavandulifolium e raízes de V. officinalis. Os compostos polifenólicos mais elevados foram encontrados na epiderme de Aloe vera. Apenas 20 das cerca de 360 espécies de Aloe demonstraram propriedades antioxidantes e apenas 2 delas são amplamente utilizadas, ou seja, Aloe barbadensisMill, também chamada Aloe vera L. Aloes arborescens Mill. [103]

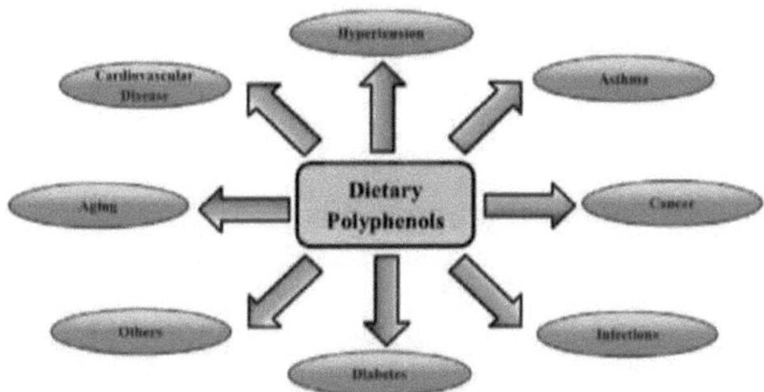

Figura 12: Ação dos polifenóis

O interesse pela dieta mediterrânica teve origem em descobertas sobre a baixa mortalidade por doenças cardiovasculares no sul da Europa, em especial no que se refere às doenças coronárias. Além disso, um estudo recente mostra que os dados epidemiológicos recolhidos nas últimas décadas sugerem também uma menor incidência de outras doenças, incluindo, por exemplo, o cancro, nas populações mediterrânicas. Estas últimas observações foram associadas aos efeitos benéficos para a saúde da dieta mediterrânica, mediados por componentes alimentares específicos, em especial polifenóis e ácidos gordos insaturados. Alguns dos alimentos locais de plantas silvestres mediterrânicas têm uma elevada concentração de polifenóis, por exemplo, Cichoriumintybus L. e Sonchusoleraceus L. da família Asteraceae e Papaverrhoeas L. da Papaveraceae.[76]

Os flavonóides mais potentes são os flavanóis e as suas formas oligoméricas denominadas taninos condensados ou proantocianidinas, as flavonas e os flavonóis e antocianinas. Entre outros grupos de polifenóis antioxidantes encontram-se os ácidos fenólicos (derivados do ácido cafeico), os lignanos, os taninos hidrolisáveis (galotaninos e elagitaninos), os estilbenos e as xantonas. As suas funções fisiológicas nas plantas são versáteis e foram revistas recentemente.[61]

Os ácidos fenólicos ocorrem nas plantas na forma livre como glicosídeos e podem ser integrados em moléculas maiores sob a forma de éster. São comuns como depsídeos, o éster intermolecular de duas ou mais unidades compostas pelos mesmos ou diferentes ácidos fenólicos, como o cafeico, o cumárico, o ferúlico, o gálico e o siríngico. Os polifenóis do chá verde, extraídos do chá verde, demonstraram os seus efeitos osteo-protectores diminuindo o stress oxidativo, aumentando a atividade das enzimas antioxidantes e diminuindo a expressão de mediadores pró-inflamatórios em modelos de roedores. Os efeitos benéficos do polifenol do chá verde na saúde óssea também foram revistos.

No presente estudo, demonstramos a propriedade neuroprotectora do extrato de chá verde e da (-)-epigalocatequina-3-galato no modelo de ratinhos com N-metil-4-fenil-1,2,3,6-tetrahidropiridina da doença de Parkinson. A neurotoxina N-metil-4-fenil-1,2,3,6-tetrahidropiridina causou a perda de neurónios dopaminérgicos na substância negra, concomitantemente com uma diminuição dos níveis de dopamina estriatal e da proteína tirosina hidroxilase. O pré-tratamento de ratos com extrato de chá verde (0,5 e 1 mg/kg) ou (-) -epigalocatequina-3-galato (2 e 10 mg/kg) evitou esses efeitos. Além disso, a neurotoxina causou uma elevação nas atividades das enzimas antioxidantes estriatais superóxido dismutase (240%) e catalase (165%), sendo ambos os efeitos evitados pela (-) -epigalocatequina-3-galato. O próprio (-)-epigalocatequina-3-galato aumentou igualmente as actividades de ambas as enzimas no cérebro. Não é provável que os efeitos neuroprotectores sejam causados pela inibição da conversão da N-metil-4-fenil-1,2,3,6-tetra-hidropiridina no seu metabolito ativo 1-metil-4-fenilpiridínio pela monoamina oxidase-B, uma vez que tanto o chá verde como a (-)-epigalocatequina-3-galato são inibidores muito fracos desta enzima in vitro (770 microg/mL e 660 microM, respetivamente). A propriedade de penetração cerebral dos polifenóis, bem como as suas propriedades antioxidantes e quelantes do ferro, podem fazer destes compostos uma importante classe de medicamentos a desenvolver para o tratamento de doenças neurodegenerativas em que o stress oxidativo tem sido implicado.[104]

Foi realizado um ensaio clínico de 6 meses, aleatório e controlado por placebo, em 171 mulheres pós-menopáusicas com osteopenia. Estas participantes foram tratadas com placebo, polifenóis do chá verde (500 mg por dia), placebo + CT (exercício de grupo de 60 minutos, 3 vezes por semana) ou polifenóis do chá verde (500 mg por dia) + CT (exercício de grupo de 60 minutos, 3 vezes por semana), respetivamente. As suas amostras de sangue e urina foram recolhidas na linha de base, 1, 3 e 6 meses durante a intervenção para avaliar os níveis de 8-hidroxi-2'-desoxiguanosina (8-OHdG), um biomarcador de danos oxidativos no ADN. O estudo demonstrou que as intervenções com polifenóis do chá verde foram estratégias eficazes para reduzir os níveis de stress oxidativo, um mecanismo putativo para a osteoporose em mulheres pós-menopáusicas, e, mais importante ainda, funcionaram de forma aditiva, o que detém o potencial como ferramentas alternativas para melhorar a saúde óssea nesta população.[105]

Foi realizado um estudo por Prueksrisakul et al para investigar o efeito do extrato de gel de Aloevera na capacidade antioxidante total (TAC) do plasma e nas bactérias patogénicas orais em voluntários saudáveis. Participaram 53 voluntários saudáveis, que foram entrevistados quanto à história de alergias, doenças sistémicas actuais e medicamentos. Os participantes receberam 250 ml de extrato de gel de A. vera diariamente durante 14 dias consecutivos. Nos dias 0 e 15 do experimento, amostras de sangue foram coletadas e analisadas para marcadores bioquímicos. O TAC plasmático foi avaliado pela técnica da capacidade de redução férrica do plasma. Os marcadores bioquímicos, incluindo a aspartato transaminase (AST), a alanina transaminase (ALT), a fosfatase alcalina (ALP), a proteína total (TP), a albumina sérica (ALB), a globulina sérica (GLB), a bilirrubina total (TB), o azoto ureico no sangue (BUN), a creatinina sérica (Cr) e a depuração da creatinina (CrCl) foram medidos. O efeito antibacteriano do extrato de gel de A. vera contra Lactobacillus spp. e Streptococcus mutans também foi investigado. A análise estatística foi efectuada utilizando o teste t emparelhado para comparar entre a linha de base e 14 dias após a intervenção. Não foi detectada qualquer alergia ou efeito secundário do extrato de gel de Aloevera. Após 14 dias de consumo do extrato de gel de A. vera, o TAC plasmático foi significativamente superior ao da linha de base. O extrato de gel de A. vera reduziu significativamente o número de Lactobacillus spp. (p < 0,05), mas não o de S. mutans. O estudo revelou que o extrato de gel de Aloevera aumentou significativamente o TAC plasmático e diminuiu o número de Lactobacillus spp. sem quaisquer efeitos secundários clínicos.[106]

O estudo realizado por Levites et al mostrou que a propriedade de penetração cerebral dos polifenóis, bem como as suas propriedades antioxidantes e quelantes do ferro, podem fazer destes compostos uma importante classe de medicamentos a desenvolver para o tratamento de doenças neurodegenerativas em que o stress oxidativo tem sido implicado. Um estudo semelhante foi realizado por Qian et al, que demonstrou que as intervenções com polifenóis do chá verde foram estratégias eficazes para reduzir os níveis de stress oxidativo, um mecanismo putativo para a osteoporose em mulheres pós-menopáusicas, e, mais importante ainda, funcionaram de forma aditiva, o que detém o potencial como ferramentas alternativas para melhorar a saúde óssea nesta população. Prueksrisakul et al mostraram que o extrato de gel de aloevera diminuiu significativamente as espécies de lactobacilos, tendo assim um efeito protetor contra as cáries.

ANTHOCYANINS

Muitas antocianinas, como os polifenóis flavonóides frequentemente estudados para a produção in vitro, são antocianinas. Os pigmentos são produtos úteis porque a sua acumulação pode ser facilmente avaliada visualmente. Analogamente a outros polifenóis, os compostos mais hidroxilados expressam uma maior capacidade de eliminação de radicais livres, enquanto a metilação da glicosilação também pode reduzir a capacidade de eliminação de radicais livres, mas, por outro lado, aumenta a estabilidade da molécula. Em várias espécies listadas abaixo, o nível de antocianinas in vitro é igual ou superior às fontes naturais e o seu perfil metabólico é mais útil. Assim, mesmo que as antocianinas não sejam tão caras, a capacidade de obter produtos com propriedades estruturais e funcionais úteis pode tornar-se economicamente viável.As antocianinas são obtidas a partir de culturas in vitro de Prunus sp.[107]

QUERCETINA

Um bioflavonoide muito potente que se encontra no vinho tinto, no chá verde, no tomate, na cebola e no feijão verde. É um anti-oxidante natural, que protege as células do corpo dos danos causados pelos "radicais livres". As doenças cardíacas e o colesterol elevado são parcialmente causados pelos danos causados pelos radicais livres nos vasos sanguíneos. Pode proteger contra ataques cardíacos e acidentes vasculares cerebrais; recomendado como tratamento para alergias, febre dos fenos e asma porque ajuda a evitar que as células imunitárias libertem histamina, a substância química que inicia a comichão, os espirros e o inchaço de uma reação alérgica; ajuda a evitar comichão nos olhos, nariz a pingar e garganta irritada; em estudos com animais, demonstrou proteger contra uma variedade de cancros; pode ajudar a parar o cancro na sua fase inicial, prevenindo as alterações prejudiciais nas células que iniciam o cancro.[34]

Um estudo foi realizado em 2014 por Gomez-Florit, Manuel; Monjo, Marta; Ramis, Joana M para investigar os efeitos de diferentes flavonóides para uso potencial em aplicações periodontais. Culturas de Staphylococcus epidermidis ou fibroblastos gengivais humanos primários (HGFs) foram tratados com diferentes doses de crisina, diosmetina, galangina, quercitrina e taxifolina. O efeito destas moléculas foi avaliado na taxa de crescimento de S. epidermidis e na viabilidade de HGF, na expressão genética, na produção de colagénio, nos níveis de espécies reactivas de oxigénio (ROS), na cicatrização de feridas e na produção de metaloproteinase de matriz (MMP)-1 e de inibidor tecidular de MMP-1 (TIMP1). Entre todos os flavonóides analisados, a quercitrina apresentou os efeitos biológicos mais promissores, tanto em HGFs como em S. epidermidis. Assim, a quercitrina não foi tóxica para os HGFs; aumentou os níveis de colagénio Mod e decorina; desregulou os níveis de RNA mensageiro da interleucina-6; diminuiu a expressão de marcadores profibróticos durante a cicatrização de feridas; diminuiu os níveis de ROS em condições basais e estimuladas; e diminuiu a relação MMP1/TIMP1. A quercitrina também diminuiu a taxa de crescimento bacteriano. Os autores sugeriram que a quercitrina poderia contribuir para proteger e recuperar a integridade dos tecidos gengivais, apresentando assim um uso potencial para o tratamento de doenças periodontais ou para funcionalizar pilares de implantes dentários para melhorar a integração dos tecidos moles. São necessários mais estudos para confirmar o papel da quercitrina nos tecidos gengivais.[108]

HESPERIDINA:

Rutina - É essencial para a absorção e utilização adequadas da vitamina C; promove a saúde vascular; protege e preserva a estrutura dos capilares, o que ajuda a prevenir nódoas negras, varizes e hemorróidas; ajuda a prevenir a coagulação do sangue e a aglomeração de plaquetas, tornando o sangue menos pegajoso; reduz os níveis de colesterol; trata e previne cataratas, glaucoma e outros problemas de visão; quando tomado com vitamina C pode reduzir os sintomas do herpes oral.[109]

CATECINAS (extrato de chá verde)

Pensa-se que a planta do chá é originária do território que abrange o Tibete, a China ocidental e o norte da

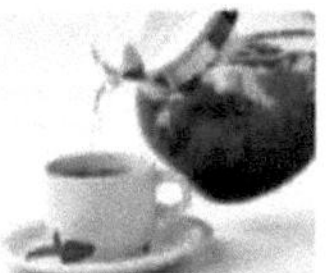

Índia. Segundo a antiga lenda chinesa, o chá foi descoberto pelo imperador chinês Shen-Nung em 2737 a.C., quando folhas de um arbusto de chá selvagem caíram acidentalmente numa panela de água que ele estava a ferver.[35] O nome da bebida deriva da palavra do dialeto chinês Amoy "t'e", pronunciada "tay", que se tornou uma arte. Atualmente, "cha" significa chá em chinês. À medida que esta palavra se deslocou para ocidente, para as línguas do Médio Oriente, foi por vezes alterada para "chai". A Índia atribui a descoberta do chá ao monge budista Siddhartha, no século VI. Inspirado por uma intervenção divina, ele colheu e mastigou as folhas de uma árvore próxima, descobrindo, para seu deleite, uma grande sensação de alerta e bem-estar[110] A árvore cujas propriedades benéficas para a saúde lhe permitiram manter o seu voto foi, evidentemente, a Camellia sinensis. É um arbusto e é cultivado num ambiente semi tropical em plantações no Sudeste Asiático. É necessária uma precipitação intensa a uma altitude de 3000-7000 pés. É clonado ou cultivado a partir de sementes de estacas obtidas do arbusto-mãe, enraizadas e cultivadas num viveiro durante 1 ou 2 anos. O chá verde é cultivado em linhas ou em socalcos. As folhas são geralmente colhidas à mão. As folhas são cozidas a vapor, enroladas e secas imediata e completamente. Em seguida, são embaladas em arcas forradas com papel de alumínio, o que evita a absorção de odores desagradáveis e também a perda de aroma. Servir morno, mas não quente, para manter intacto o valor medicinal.[111]

A composição química do chá verde é complexa: proteínas (15-20% de peso seco), cujas enzimas constituem uma fração importante; aminoácidos (1-4% de peso seco) como a teanina ou 5-N-etilglutamina, ácido glutâmico, triptofano, glicina, serina, ácido aspártico, tirosina, valina, leucina, treonina, arginina e lisina; hidratos de carbono (5-7% de peso seco) como a celulose, pectinas, glucose, frutose e sacarose; minerais e oligoelementos (5% do peso seco), como cálcio, magnésio, crómio, manganês, ferro, cobre, zinco, molibdénio, selénio, sódio, fósforo, cobalto, estrôncio, níquel, potássio, flúor e alumínio e quantidades vestigiais de lípidos (ácidos linoleico e α-linolénico), esteróis (estigmasterol), vitaminas (B, C, E), pigmentos (clorofila, carotenóides) e compostos voláteis (aldeídos, álcoois, ésteres, lactonas, hidrocarbonetos). As folhas frescas contêm, em média, 3-4% de alcalóides conhecidos como metilxantinas, como a cafeína, a teobromina e a teofilina. Além disso, existem ácidos fenólicos, como o ácido gálico, e aminoácidos característicos, como a teanina.[112]

Os compostos activos do chá verde pertencem a um grupo de polifenóis denominados catequinas - epicatequina, epicatequina, epigalocatequina e

epigalocatequina (EGCG) presente no chá verde.[31]

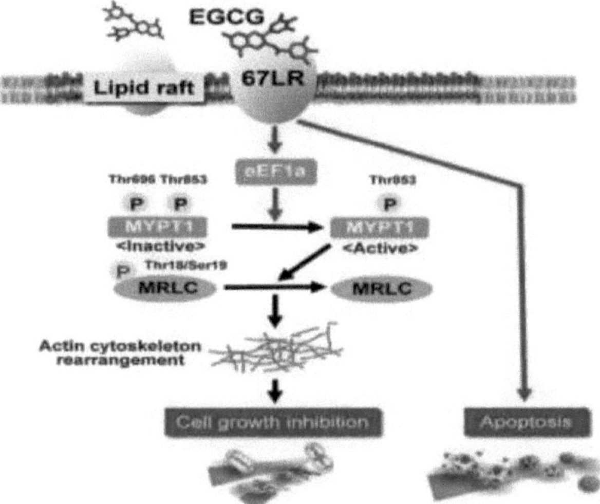

Figura 13: Mecanismo de ação da EGCG

Estudos em humanos sugerem que o chá verde pode contribuir para a redução do risco de doenças cardiovasculares e de algumas formas de cancro, bem como para a promoção da saúde oral e outras funções fisiológicas como o efeito anti-hipertensivo, o controlo do peso corporal, a atividade antibacteriana e antiviral, o aumento da densidade mineral óssea, as propriedades antifibróticas e o poder neuroprotector. O interesse crescente pelos seus benefícios para a saúde levou à inclusão do chá verde no grupo de bebidas com propriedades funcionais. Outras utilizações tradicionais do chá verde incluem o tratamento da flatulência (gases), a regulação da temperatura corporal e do açúcar no sangue, a promoção da digestão e a melhoria dos processos mentais. Como remédio herbal, o chá verde é frequentemente recomendado para aliviar o desconforto estomacal, os vómitos e para parar a diarreia. A ação antibacteriana do chá é útil no tratamento de infecções e feridas.[95,96,97]

O chá verde contém também carotenóides, tocoferóis, ácido ascórbico e minerais como o crómio, o magnésio, o selénio e o zinco. O chá verde também contém cafeína, embora metade da encontrada no café. A quantidade de cafeína numa chávena de chá verde varia de acordo com a quantidade de chá utilizada, o tempo de infusão das folhas e se a pessoa bebe a primeira ou a segunda infusão. A maior parte da cafeína do chá verde é extraída para a água na primeira infusão. Um estudo revelou que o teor de cafeína de 1 g de chá preto variava entre 22 e 28 mg, enquanto o teor de cafeína de 1 g de chá verde variava entre 11 e 20 mg, o que reflecte uma diferença significativa.[104,113]

A segurança do consumo de cafeína continua a ser um tema de grande debate na literatura de investigação. Nenhum estudo demonstrou problemas com o consumo de cafeína inferior a 75 mg por dia. A maioria dos estudos revelou efeitos potencialmente problemáticos do consumo de cafeína em doses superiores a 200 mg. Além disso, parece haver uma diferença significativa na sensibilidade das pessoas à cafeína. [114]Dois componentes benéficos do chá verde, ou seja, as catequinas e o aminoácido L-teanina, atenuam o impacto da cafeína. Quando o chá verde é preparado, a sua cafeína combina-se com as catequinas presentes na água, reduzindo a atividade da cafeína em comparação com a do café ou do cacau. Além disso, a L-teanina, que só se encontra nas plantas do chá e em alguns cogumelos, estimula diretamente a produção de ondas cerebrais alfa, acalmando o corpo e promovendo um estado de consciência relaxado. O retículo endoplasmático e as mitocôndrias libertam oxigénio. Este oxigénio é convertido em peróxido de hidrogénio, que por sua vez liberta moléculas de espécies reactivas de oxigénio. Estas moléculas de espécies reactivas de oxigénio podem danificar o ADN, o ARN, oxidar proteínas (enzimas, histonas), oxidar lípidos e também ativar o suicídio celular. A ingestão de chá verde pode parar todas estas alterações degenerativas ao inibir a ação da molécula de espécies reactivas de oxigénio.[115] Ji et al. relataram nos seus estudos epidemiológicos que os homens que consumiam 300 g de chá por mês e as mulheres 200 g apresentavam uma prevalência significativamente menor de carcinomas do cólon, reto e pâncreas. Além disso, há relatos de que os carcinomas do esófago e do estômago eram mais baixos nas pessoas que tomavam chá. [116]

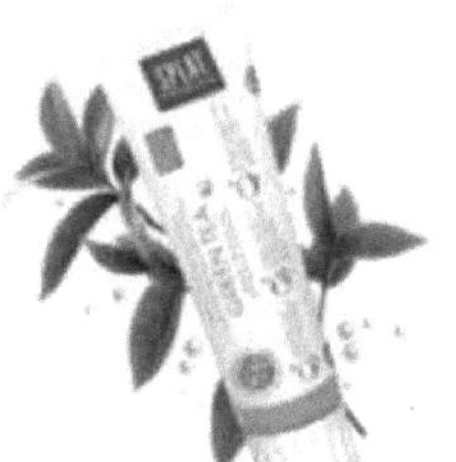
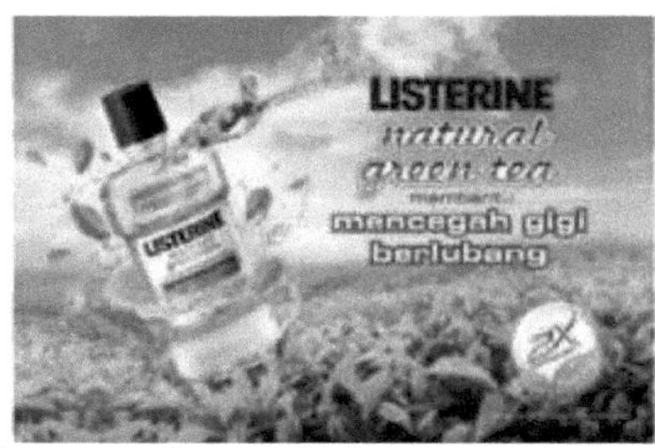

Os efeitos in vivo são controversos, na medida em que alguns defendem que suprime a oxidação do LDL, enquanto outros referem que não existem efeitos significativos. Em maio de 2006, investigadores da Faculdade de Medicina da Universidade de Yale analisaram mais de 100 estudos sobre os benefícios do chá verde para a saúde. Apontaram para o que chamaram de "paradoxo asiático", que se refere a taxas mais baixas de doenças cardíacas e cancro na Ásia, apesar das elevadas taxas de consumo de cigarros. Teorizaram que 1,2 litros de chá verde que é consumido por muitos asiáticos todos os dias fornece níveis elevados de polifenóis e outros antioxidantes.[117]

Um estudo piloto foi realizado por Awadalla HI et al em 2009 para avaliar as possíveis propriedades protectoras do chá verde na saúde oral. Os investigadores utilizaram as seguintes medições: Contagem de Streptococcus mutans na saliva e na placa bacteriana, valores de pH salivar e da placa bacteriana, Índice de Hemorragia Gengival (GBI). Estas medições foram aplicadas a uma amostra constituída por 25 indivíduos antes e depois do enxaguamento com chá verde durante 5 minutos (estudo a curto prazo). Este estudo experimental de intervenção foi efectuado na clínica dentária da Universidade de El-Azhar, enquanto que a contagem de S. mutans para a saliva e a placa bacteriana e as medições do GBI. Os resultados deste estudo mostraram que existia uma diferença estatisticamente significativa entre os indivíduos antes e depois do enxaguamento com chá verde a 2% durante 5 minutos no que diz respeito à contagem de S. mutans na saliva e na placa bacteriana, aos valores de pH salivar e da placa bacteriana e às medições de GBI.

GBI. Este estudo apoia a eficácia da aplicação local de chá verde como material antibacteriano e anticariogénico, uma vez que diminui a acidez da saliva e da placa bacteriana, pelo que se trata de uma medida de prevenção de cáries rentável, especialmente nos países em desenvolvimento".

Foi realizado um estudo por Ardakani MRet al 2013 para avaliar o efeito antibacteriano de elixires bucais contendo extrato de chá verde versus clorexidina a 0,2% em microrganismos seleccionados in vitro. A atividade antibacteriana de ambos os elixires bucais e do extrato puro de chá verde foi avaliada utilizando os métodos de difusão em disco e de concentração inibitória mínima (CIM) contra cinco microrganismos: *Streptococcus mutans, Streptococcus sanguis, Enterococcus faecalis, Pseudomonas* aerogenosae *Escherichia coli*. As zonas de inibição do crescimento foram medidas em mm após 24 h de incubação a 37° C. Os dois enxaguatórios bucais foram avaliados em concentrações de 1, 2, 4, 8, 16, 32, 64, 128, 256 e 512 mg/ml para determinar a CIM, que foi interpretada como a concentração mais baixa do agente que inibiu completamente o crescimento das espécies testadas. Os resultados mostraram que a clorexidina a 0,2% produziu uma maior zona de inibição do crescimento do que o elixir bucal feito de extrato de chá verde ($P < 0,01$). Paradoxalmente, as zonas de inibição do crescimento das bactérias testadas foram significativamente maiores no extrato puro de chá verde do que na clorexidina a 0,2% ($P < 0,01$). O enxaguatório bucal à base de clorexidina inibiu o crescimento de todas as espécies testadas e apresentou CIMs significativamente mais baixos do que o enxaguatório bucal à base de chá verde ($P < 0,01$). O estudo concluiu que, embora o enxaguatório bucal feito com extrato de chá verde tenha apresentado uma atividade antimicrobiana in vitro inferior à da clorexidina a 0,2%, o extrato puro teve um efeito bactericida considerável.[101]

Foi efectuado um estudo para investigar a relação entre a ingestão de chá verde e a doença periodontal. Foram analisados 940 homens japoneses com idades compreendidas entre os 49 e os 59 anos, no âmbito de um exame de saúde completo. A profundidade de sondagem (PD), a perda de inserção clínica (AL) e a hemorragia à sondagem (BOP) foram utilizadas como parâmetros periodontais. A ingestão de chá verde foi definida como o número de chávenas por dia num questionário auto-administrado. A ingestão de chá verde foi inversamente correlacionada com a DP média, a CA clínica média e o BOP. Nos modelos de regressão linear multivariada, cada aumento de uma chávena/dia na ingestão de chá verde foi associado a uma diminuição de 0,023 mm na DP média, a uma diminuição de 0,028 mm na CA clínica média e a uma diminuição de 0,63% na BOP, após o ajuste para outras variáveis de confusão. O estudo concluiu que existia uma modesta associação inversa entre a ingestão de chá verde e a doença periodontal.[102]

Foi realizado um ensaio aleatório cego e controlado com 60 crianças saudáveis do grupo etário dos 9-14 anos para comparar a eficácia antiplaca do extrato de C. sinensis a 0,5%, fluoreto de sódio a 0,05% e elixir bucal de gluconato de clorexidina a 0,2% por Hambire et al em 2015. Os indivíduos foram distribuídos aleatoriamente em três grupos, ou seja, grupo A - gluconato de clorexidina a 0,2%, grupo B - fluoreto de sódio a 0,05% e grupo C - extrato de C. sinensis a 0,5%, com 20 indivíduos por grupo. A acumulação de placa bacteriana e a condição gengival foram registadas através do índice de placa bacteriana e do índice gengival. A higiene oral foi avaliada pelo índice de higiene oral simplificado (OHIS). O pH salivar foi avaliado com tiras de pH indikrom. As pontuações da placa, gengival e do OHIS simplificado, bem como o pH salivar, foram registados no início do estudo, imediatamente após o primeiro enxaguamento, após 1 semana e na 2ª semana. Os dados foram analisados usando o SPSS versão 17. Foram utilizados testes de análise de variância (ANOVA) para identificar diferenças significativas entre as médias dos grupos de estudo. Finalmente, foram utilizados testes t emparelhados para avaliar a significância das alterações dentro de cada grupo entre os períodos de tempo. As pontuações médias da placa bacteriana e da gengiva foram reduzidas durante o período experimental de 2 semanas nos grupos experimentais. A eficácia antiplaca foi observada em todos os grupos, sendo a mais elevada no grupo C. O gluconato de clorexidina e o chá mostraram uma eficácia comparativa na gengiva melhor do que o fluoreto de sódio. O aumento do pH salivar foi sustentado e significativo nos grupos B e C em comparação com o grupo A. A melhoria da higiene oral foi melhor apreciada nos grupos A e C. Os autores concluíram que a eficácia do extrato de C. sinensis a 0,5% foi superior à dos elixires bucais com fluoreto de sódio a 0,05% e gluconato de clorexidina a 0,2%. Recomendaram que fosse explorado como um adjuvante económico e seguro a longo prazo para os autocuidados orais dos pacientes, uma vez que tem benefícios profilácticos com efeitos secundários mínimos.[118]

Para avaliar a eficácia das concentrações de EGCG a 0,5%, 1% e 2% como solução antimicrobiana em lesões de cárie dentária induzidas num modelo in vitro de base bacteriana, foi realizado um estudo em 25 espécimes de dentina humana que foram submetidos a um modelo de cárie de base microbiana por imersão em caldo de infusão de cérebro e coração (BHI) inoculado com Streptococcus mutans UA159, durante 5 dias. Após o período de desmineralização, os espécimes foram divididos aleatoriamente em grupos: Grupo I: solução salina 0,9%; Grupo II: Clorexidinedigluconato 2%; Grupo III: EGCG 0,5%; Grupo IV: EGCG 1%; e Grupo V: EGCG 2%. Após os tratamentos, amostras de dentina cariada foram colhidas de espécimes de dentina e analisadas por contagem de unidades formadoras de colónias (CFU). Os dados foram analisados por ANOVA e teste de Tukey. Os valores de redução de log (SD, CFU.mg-1) para os Grupos I-V foram: 5,02 (0,16), 3,96 (0,43), 4,74 (0,26), 4,89 (0,56) e 4,91 (0,40), respetivamente. Não houve diferença estatística entre as concentrações de EGCG e a solução salina e entre as concentrações de EGCG. No entanto, houve uma diferença estatisticamente significativa entre o grupo do clorhexidinedigluconato e os outros grupos. Os autores concluíram que o EGCG, nas concentrações estudadas, não foi eficaz na eliminação do S. mutans das lesões de cárie dentária.[119]

Um estudo realizado por Awadalla HI et al apoia a eficácia da aplicação local de chá verde como material antibacteriano e anti-cariogénico, uma vez que diminui a acidez da saliva e da placa bacteriana, pelo que constitui uma medida de prevenção da cárie com uma boa relação custo-eficácia, especialmente nos países em desenvolvimento. Resultados semelhantes foram encontrados por Hambire et al, Kushiyama et al, Ardakani MR et al e Sonia et al. No entanto, num estudo realizado por Lima RA et al, os autores concluíram que a EGCG nas concentrações de 0,5%, 1% e 2% não foi eficaz na eliminação de S. mutans das lesões de cárie dentária.

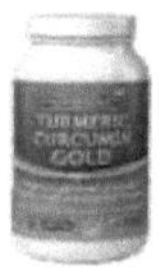

CURCUMINÓIDES DA CURCUMA

Um poderoso anti-oxidante que demonstrou ser particularmente útil na redução dos danos provocados pelos "radicais livres" infligidos aos fumadores pelos químicos cancerígenos dos cigarros; inibe a atividade de certas proteínas que podem desencadear o crescimento de tumores da mama; impede que o colesterol LDL se oxide e danifique as artérias; reduz o colesterol; impede a formação de placas e inibe a formação de coágulos sanguíneos ao inibir a agregação plaquetária; contém um poderoso químico anti-inflamatório chamado curcumina, que é eficaz para os sintomas da artrite; ajuda a circulação e melhora a saúde dos vasos sanguíneos; estimula o fluxo da bílis e a decomposição das gorduras da dieta; utilizado para tratar distúrbios relacionados com o fígado, como a iterícia; protege contra doenças da vesícula biliar; contém substâncias que ajudam a evitar que o fígado seja danificado por químicos tóxicos; pode ajudar a prevenir e dissolver cálculos biliares; atenua os sintomas da TPM regulando e equilibrando as hormonas.[40]

Em 2010, Balwant Rai, JasdeepKaur, Reinhilde Jacobs e Jaipaul Singh realizaram um estudo para investigar se as actividades anti-cancro atribuídas à curcumina são mediadas por um mecanismo anti-oxidante e de proteção do ADN. Foram seleccionados pacientes com leucoplasia oral, fibrose submucosa oral ou líquen plano, e indivíduos saudáveis ($n = 25$ para cada grupo) com idades compreendidas entre os 17 e os 50 anos. Os marcadores oxidativos salivares e séricos, como o malonaldeído (MDA), a 8-hidroxideoxiguanosina (8-OHdG), as vitaminas C e E foram medidos imediatamente antes da ingestão de curcumina, após uma semana de ingestão de curcumina e após a cura clínica das lesões pré-cancerosas. As vitaminas C e E no soro e na saliva aumentaram, enquanto os níveis de MDA e de 8-OHdG diminuíram nos doentes com leucoplasia oral, fibrose submucosa e líquen plano após a ingestão de curcumina para todas as categorias de lesões pré-cancerosas. Observou-se que as alterações nestes valores eram estatisticamente significativas após a cura clínica da doença ($P < 0,05$). A escala de cinco pontos para a dor, bem como o tamanho da lesão na leucoplasia oral, fibrose submucosa e líquen plano, melhoraram significativamente ($P < 0,05$). Para além disso, na fibrose submucosa, a abertura da boca ($P < 0,05$) recuperou significativamente. Na leucoplasia oral, fibrose submucosa e líquen plano, os níveis de vitaminas C e E no soro e na saliva aumentaram significativamente, enquanto os níveis de MDA e 8- OHdG diminuíram após 131(15), 211(17) e 191(18) dias, respetivamente. Os valores das vitaminas C e E no soro e na saliva mostraram uma diminuição significativa na leucoplasia oral, na fibrose submucosa e no líquen plano, em contraste com os indivíduos saudáveis, mas aumentaram significativamente em todos os grupos após a administração de curcumina depois da cura clínica das lesões. Com base nestes resultados, podemos concluir que a curcumina medeia as suas actividades anticancerígenas através do aumento dos níveis de vitaminas C e E e da prevenção da peroxidação lipídica e dos danos no ADN.

FLAVONAS (APIGENINA e LUTEOLINA):
As propriedades antioxidantes das flavonas dependem do padrão de hidroxilação. Os C-glicosídeos de flavonas são de particular interesse devido à sua ocorrência limitada nas plantas e têm propriedades terapêuticas importantes, incluindo a prevenção de doenças cardiovasculares relacionadas com o stress oxidativo. Em culturas de tecidos de Passifloraquadrangularis, foram induzidas várias flavonas C-glicosiladas, como a isoorientina, a orientina, a vitexina e a isovitexina, em quantidades variadas, e a sua atividade antioxidante foi determinada pelo ensaio DPPH 41. Também podemos ver flavonóides nas culturas de rebentos de Artemisia judaica e em calos de Stevia rebaudiana, flavonóis e flavonas também se encontram em Petroselinumsativum. As oligomericproanthocyanidins (também conhecidas como taninos condensados) são consideradas os antioxidantes mais potentes de todos os flavonóides devido à sua estrutura (procianidina B1)42 . São responsáveis pela atividade antioxidante de vinhos, chás e frutos, bem como de nutracêuticos populares feitos a partir de grainhas de uva ou de casca de pinheiro.[120]

ÁCIDO ROSMARÍNICO (RA):
Deve ser dada especial atenção ao ácido rosmarínico (AR), um depsídeo composto por duas moléculas de ácido cafeico, presente em muitas espécies de Lamiaceae e Boraginaceae. As propriedades antioxidantes do ácido rosmarínico também estão bem estabelecidas. Foram utilizadas várias plantas e várias técnicas para a produção in vitro deste composto. O ácido rosmarínico pode acumular-se em culturas celulares em quantidades superiores às das plantas intactas. As culturas em suspensão que produzem ácido rosmarínico foram geradas a partir de Anchusaofficinalis, Eritrichumsericeum, Lithospermumerythrorrhizon (Boraginaceae)) e Coleus blumei.[121]

LITHOSPERMIC B:
Um antioxidante estreitamente relacionado é o ácido litospérmico B, um depsídeo tetramérico, que se acumula especialmente nas culturas de raízes peludas de H. officinalis e de S. miltiorrhiza elicitada, bem como em culturas de suspensão de Lithospermumerythrorhizon.Buglossoidespurpureocaerulea é uma planta pouco conhecida utilizada na tradição popular para a preparação de uma decocção em Sud, Itália, onde é apreciada pelos seus efeitos benéficos nas doenças do fígado. Estas propriedades podem dever-se à presença de compostos antioxidantes.[122]

V) OUTROS ANTIOXIDANTES ORGÂNICOS - Antinutrientes, bilirrubina, ácido úrico, ácido a-lipóico

Antinutrientes - fortes antioxidantes que se ligam facilmente a minerais dietéticos necessários, tornando-os inabsorvíveis no trato gastrointestinal. Ex: ácido oxálico e ácido fítico.

A bilrubina - um produto de degradação da hemoglobina, foi identificada como um oxidante possivelmente significativo.

Ácido a-lipóico - É um composto semelhante a uma vitamina produzido no organismo, para além do fornecimento de fontes vegetais e animais. O ácido a-lipóico desempenha um papel fundamental na reciclagem de outros antioxidantes importantes, como o ácido ascórbico, o a-tocoferol e o glutatião. Um poderoso antioxidante; ajuda a desintoxicar o fígado de poluentes metálicos; bloqueia a formação de cataratas; protege os tecidos nervosos contra o stress oxidativo; reduz os níveis de colesterol no sangue; ajuda na prevenção e no tratamento da diabetes e das doenças cardiovasculares.

Ácido úrico - Nos seres humanos, é responsável por cerca de metade da capacidade antioxidante do plasma. O urato é um potente eliminador de radicais livres e é o produto final do metabolismo das purinas.[29,39,40]

Um estudo foi efectuado por Shivali V, Mosby S. P e Manjunath B em 2014 para comparar e correlacionar o nível de ácido úrico sérico em doentes com carcinoma espinocelular oral com indivíduos normais. Também para determinar o possível papel do ácido úrico sérico na etiologia do carcinoma espinocelular oral. Estudos já provaram que o ácido úrico é um antioxidante potencialmente forte e pode impedir a formação de radicais de oxigénio. Esta propriedade antioxidante do ácido úrico pode prevenir a carcinogénese ao absorver os radicais livres que podem causar lesões celulares. O estudo incluiu 100 indivíduos, divididos em dois grupos. O Grupo I continha 50 doentes com carcinoma espinocelular oral diagnosticado clínica e histopatologicamente e o Grupo II era o grupo de controlo que continha 50 indivíduos saudáveis sem cancro oral ou doenças sistémicas conhecidas que afectassem os níveis séricos de ácido úrico. Foi colhida uma amostra de sangue em jejum durante a noite e o ácido úrico sérico foi estimado por espetrofotómetro. Foi utilizado o SPSS 19. Um nível elevado de ácido úrico sérico foi observado em pacientes com carcinoma de células escamosas oral (7-13 mg/dl) em comparação com o grupo normal (2-5 mg/dl). O estudo mostrou que o nível de ácido úrico no soro era significativamente elevado nos doentes com cancro, em comparação com o grupo de controlo. O aumento do nível de ácido úrico sérico atribui ao aumento do risco de mortalidade por cancro, que pode ser devido ao aumento da renovação do ácido nucleico nas células tumorais.[123]

Foi efectuado um estudo por Promsong, Aornrutai; Whasun Oh Chung, Satthakarn, Surada, Nittayananta, Wipawee para determinar os efeitos do ácido elágico (EA) na expressão de mediadores da imunidade inata produzidos por células epiteliais orais. A cultura de células epiteliais gengivais humanas primárias (HGEs) foi efectuada em duplicado e, após as HGEs primárias terem sido tratadas com EA numa concentração que variava entre 12,5 e IOO μM durante 18 h, as células e os sobrenadantes foram colhidos. A expressão de mediadores da imunidade inata, incluindo a β-defensina 2 humana (hBD2), o inibidor da protease leucocitária secretora (SLPI) e várias citocinas e quimiocinas, foi medida tanto a nível transcricional como translacional, utilizando PCR quantitativo em tempo real, ELISA e ensaio Luminex. Na presença de EA, a expressão do ARNm de hBD2 e SLPI foi 3,7 vezes e 2,6 vezes superior à dos controlos não tratados, respetivamente, e consistente com os respectivos níveis de proteínas segregadas. Relativamente às citocinas e quimiocinas, verificou-se um aumento da expressão de RANTES, IL-2 e IL-1b em resposta à EA. Em contrapartida, a EA diminuiu a expressão de IL-6, IL-8 e TNF-α. O estudo demonstrou que a imunidade inata oral é afetada pela EA encontrada nos frutos. Assim, pode desempenhar alguns papéis na imunidade inata da mucosa. O potencial do EA para modular os mediadores da imunidade inata pode levar ao desenvolvimento de um novo agente tópico para tratar e/ou prevenir doenças orais imunomediadas. [124]

VI) COFACTOR DE VITAMINAS E MINERAIS- Ubiquinona (co-enzima Q), Manganês, Selénio

UBIQUINONA (co-enzima Q)

nicotina poderia ser revertida pela adição de antioxidantes como a CoQ ou o Pycnogenol e fitoestrogénios.[125]

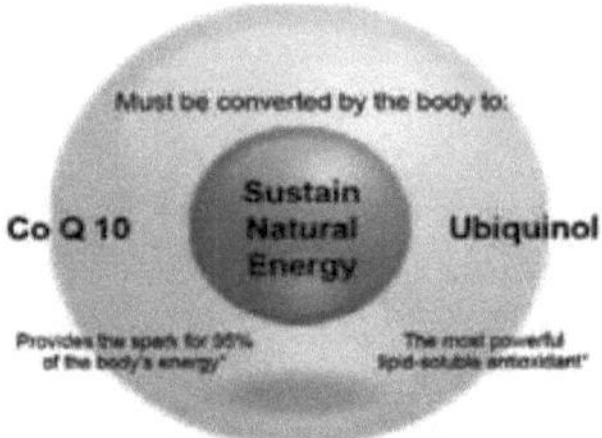

A ubiquinona é um componente vital das mitocôndrias dos mamíferos e desempenha uma função importante no sistema de transferência de electrões de hidrogénio. A combinação de nicotina com CoQ, picnogenol ou fitoestrogénios aumentou a produção de DHT em comparação com a incubação apenas com nicotina em ambos os tipos de células. Os autores concluíram que os efeitos catabólicos da

Figuero E, Soory M, CereroR e Bascones A realizaram um estudo para avaliar as potenciais interacções oxidantes/antioxidantes da nicotina com antioxidantes (Coenzima Q10 (CoQ), Pycnogenol e fitoestrogénios num modelo de cultura celular. Foram efectuadas incubações em duplicado de fibroblastos periosteais humanos e de osteoblastos com 14C-testosterona como substrato, na presença ou ausência de CoQ (20 microg/ml), Pycnogenol (150 microg/ml) e fitoestrogénios (10 e 40 microg/ml), isoladamente e em combinação com nicotina (250 microg/ml). No final de um período de incubação de 24 horas, o meio foi extraído com solvente e os metabolitos da testosterona foram separados por cromatografia em camada fina e quantificados com um scanner de radioisótopos. As incubações de osteoblastos e de fibroblastos periosteais com CoQ, Pycnogenol ou fitoestrogénios estimularam a síntese do androgénio fisiologicamente ativo DHT, enquanto os rendimentos de DHT foram significativamente reduzidos em resposta à nicotina em comparação com os valores de controlo (p<0.001 para os fitoestrogénios). A combinação de nicotina com CoQ, Pycnogenol ou fitoestrogénios aumentou os rendimentos de DHT em comparação com a incubação apenas com nicotina em ambos os tipos de células. Os autores concluíram que os efeitos catabólicos da nicotina podem ser invertidos pela adição de antioxidantes como CoQ ou Pycnogenol e fitoestrogénios.[25]

Um ensaio clínico aleatório, controlado, com um desenho de boca dividida, foi conduzido por Srinivasa Tenka Sale, Humera Parvez, Ramreddy Krushna Rao Yeltiwar, Gopinath Vivekanandan, Aena Jain Pundir, Priya Jain em 2013 para avaliar a eficácia da coenzima Q10 (Perio Q™) como adjuvante da destartarização e alisamento radicular em pacientes com periodontite crónica. Um total de 18 pacientes foram incluídos no estudo. Os indivíduos seleccionados foram tratados em três quadrantes diferentes de forma aleatória. O quadrante de controlo foi tratado apenas com destartarização e alisamento radicular, enquanto os outros dois quadrantes de teste foram tratados com aplicação intrapocket de gel combinada com destartarização ou alisamento radicular e aplicações tópicas combinadas com destartarização e alisamento radicular, respetivamente. Os parâmetros clínicos, tais como o índice de placa, o índice gengival, o índice de hemorragia gengival e a profundidade da bolsa à sondagem, foram avaliados no início, na 2ª semana e na 4ª semana. Os resultados foram submetidos a uma análise estatística. Verificou-se uma melhoria significativa em todos os parâmetros clínicos nos locais de teste observados no final do período de 4 semanas. Os locais com hemorragia à sondagem foram mais reduzidos no grupo de teste do que no grupo de controlo. Este estudo concluiu que se pode afirmar que a Coenzima QlO tem um efeito benéfico na periodontite quando utilizada como adjuvante da destartarização e do alisamento radicular.[126]

Um estudo realizado por Figuero et al mostrou que a combinação de nicotina com CoQ, Pycnogenol ou fitoestrogénios aumentava a produção de DHT em comparação com a incubação apenas com nicotina em ambos os tipos de células, concluindo que os efeitos catabólicos da nicotina podiam ser invertidos pela adição de antioxidantes como a CoQ ou o Pycnogenol e os fitoestrogénios. Estudos realizados mostraram igualmente que se pode afirmar que a Coenzima QlO tem um efeito benéfico na periodontite quando utilizada como adjuvante da destartarização e do alisamento radicular.

MANGANÊS (Mn)

O manganês é um elemento de grande importância no ciclo de vida das plantas e dos animais. Por exemplo, desempenha um papel essencial como ativador de vários sistemas enzimáticos, como as isoenzimas da superóxido dismutase[43]. O manganês é também um ativador de várias manganesmetaloenzimas, incluindo a arginase, a piruvato carboxilase, a glutamina sintetase e uma forma de superóxido dismutase (SOD). Por conseguinte, é necessário para as defesas antioxidantes normais. Nos animais, o manganês protege os lípidos mitocondriais do coração contra a peroxidação. Além disso, o manganês é frequentemente considerado um dos oligoelementos menos tóxicos quando consumido e, também nos animais, o excesso de manganês pode inibir a absorção de ferro e resultar em anemia por deficiência de ferro.[127]

Foi realizado um estudo por Hyang Sun Kim, Ji A Park, Jun Sung Na, Kyoung-Hoon Lee para avaliar a associação entre os níveis plasmáticos de manganês (Mn) e o estado periodontal numa amostra representativa de adultos coreanos. Os níveis plasmáticos de Mn e o estado periodontal foram analisados em 1.679 participantes, todos com >19 anos de idade. Os níveis plasmáticos de Mn foram divididos em quatro quartis: primeiro (<1,O57 µg/dL), segundo (1,O57 a 1,274 µg/dL), terceiro (1,275 a 1,544 µg/dL) e quarto (>1,544 µg/dL). O estado periodontal foi avaliado usando o Índice Periodontal Comunitário (CPI). As análises de regressão logística multivariada foram realizadas após o ajuste para variáveis sociodemográficas, comportamento de saúde oral e geral, estado de saúde oral e condições sistémicas. Todas as análises tiveram em consideração o desenho de amostragem complexo, e foram efectuadas análises multivariadas nos subgrupos. As análises de regressão logística multivariada revelaram uma associação significativa entre os níveis plasmáticos de Mn e um IPC mais elevado na amostra total. Verificou-se uma associação moderada entre os níveis plasmáticos de Mn no primeiro quartil e um IPC mais elevado nos homens e nos fumadores actuais, em comparação com o quarto quartil. O estado periodontal está significativamente associado aos níveis plasmáticos de Mn em adultos coreanos, especialmente em homens e fumadores.[127]

SELÉNIO (Se)

O selénio é um oligoelemento essencial que está envolvido na defesa contra a toxicidade das ERO, na regulação do estado redox das células e no catalisador para a produção da hormona ativa da tiroide. O selénio ativa uma enzima antioxidante chamada glutationa peroxidase, que pode ajudar a proteger o organismo contra o cancro. A dose diária recomendada (RDA) de selénio é de 75 microgramas/dia e 60 microgramas/dia para homens e mulheres, respetivamente. Os efeitos antioxidantes do selénio também podem ser explicados pelo seu papel nas tioredoxina redutases dependentes de selénio. Estas enzimas reduzem as ligações intramoleculares de dissulfureto e regeneram o ácido ascórbico a partir do ácido desidroascórbico.[46] O selénio é necessário para o bom funcionamento do sistema imunitário e parece ser um nutriente essencial para contrariar o desenvolvimento da virulência e inibir a progressão do VIH para a SIDA. É necessário para a motilidade dos espermatozóides e pode reduzir o risco de aborto espontâneo. A carência tem sido associada a estados de humor adversos. Os resultados têm sido equívocos na ligação do selénio ao risco de doenças cardiovasculares, embora outras condições que envolvem o stress oxidativo e a inflamação tenham demonstrado benefícios de um nível mais elevado de selénio. Uma ingestão elevada de selénio pode estar associada a uma redução do risco de cancro. Em estudos controlados, o Se induziu a "apoptose" (morte celular programada) em células cancerígenas em tubos de ensaio e em animais. Um estudo clínico que incluiu mais de 1.200 pessoas descobriu que os participantes que receberam 200 mcg de selénio à base de levedura por dia durante quatro anos e meio tiveram uma redução de cinquenta por cento na taxa de mortalidade por cancro em comparação com o grupo placebo.[128] No entanto, no mesmo estudo, a suplementação de selénio foi associada a um aumento significativo do risco de desenvolver um tipo de cancro da pele (carcinoma de células escamosas). No entanto, há relatos de pessoas com SIDA que sofrem de um certo grau de deficiência de selénio.[129]

Os efeitos de uma dieta suplementada com selénio na atividade das enzimas antioxidantes superóxido dismutase (SOD), catalase (CAT) e glutatião peroxidase (GPX) foram demonstrados em muitos estudos com animais. O selénio é um constituinte essencial das enzimas antioxidantes, especialmente da glutationa peroxidase e de algumas outras selenoproteínas que participam em várias actividades fisiológicas e protegem a célula contra os efeitos deletérios dos radicais livres. As provas actuais indicam que o selénio está envolvido numa vasta gama de funções fisiológicas e condições patológicas que incluem o funcionamento normal da tiroide, o reforço da função imunitária, a arcinogénese, as doenças cardiovasculares, a reprodução masculina e a prevenção da pré-eclampsia, etc. O selénio (Se), um oligoelemento essencial, evoluiu das suas propriedades tóxicas após uma série de investigações ao longo das últimas décadas. A deficiência de selénio produzida experimentalmente em animais resultou em anomalias como crescimento defeituoso, necrose hepática, degeneração do miocárdio e distrofia muscular em ovelhas, bovinos, galinhas e cavalos.[130] Nos seres humanos, é bem reconhecido que o selénio desempenha um papel crucial em vários processos fisiológicos e que o seu nível alterado tem um impacto direto na saúde, levando ao desenvolvimento de doenças. O selénio, um componente essencial da enzima antioxidante GSH-Px, funciona como um antioxidante que elimina o H2O2 e reduz os hidroperóxidos lipídicos aos seus subsequentes produtos finais menos reactivos.[131]

Embora estudos anteriores tenham relatado as manifestações tóxicas da ingestão excessiva de selénio e a existência de deficiência de selénio em algumas condições fisiopatológicas, as provas emergentes reflectem a importância do selénio como terapia médica eficaz numa vasta gama de condições, em associação com outros antioxidantes como a vitamina E.[93] Os alimentos vegetais são as principais fontes de selénio na maioria dos países do mundo.

Balwant Rai et al realizaram um estudo em 2010 para investigar se as actividades anti-cancro atribuídas à curcumina são mediadas por um mecanismo anti-oxidante e de proteção do ADN. Foram seleccionados doentes com leucoplasia oral, fibrose submucosa oral ou líquen plano, bem como indivíduos saudáveis (n = 25 para cada grupo) com idades compreendidas entre os 17 e os 50 anos. Os marcadores oxidativos salivares e séricos, como o malonaldeído (MDA), a 8-hidroxideoxiguanosina (8-OHdG), as vitaminas C e E foram medidos imediatamente antes da ingestão de curcumina, após uma semana de ingestão de curcumina e após a cura clínica das lesões pré-cancerosas. As vitaminas C e E no soro e na saliva mostraram aumentos, enquanto os níveis de MDA e 8-OHdG mostraram diminuições em doentes com leucoplasia oral, fibrose submucosa e líquen plano após a ingestão de curcumina para todas as categorias de lesões pré-cancerosas. Observou-se que as alterações nestes valores eram estatisticamente significativas após a cura clínica da doença ($P < 0,05$). A escala de cinco pontos para a dor, bem como o tamanho da lesão na leucoplasia oral, fibrose submucosa e líquen plano, melhoraram significativamente ($P < 0,05$). Para além disso, na fibrose submucosa, a abertura da boca ($P < 0,05$) recuperou significativamente. Na leucoplasia oral, fibrose submucosa e líquen plano, os níveis de vitaminas C e E no soro e na saliva aumentaram significativamente, enquanto os níveis de MDA e 8-OHdG diminuíram após 131(15), 211(17) e 191(18) dias, respetivamente. Os valores das vitaminas C e E no soro e na saliva mostraram uma diminuição significativa na leucoplasia oral, na fibrose submucosa e no líquen plano, em contraste com os indivíduos saudáveis, mas aumentaram significativamente em todos os grupos após a administração de curcumina depois da cura clínica das lesões. Com base nestes resultados, podemos concluir que a curcumina medeia as suas actividades anticancerígenas através do aumento dos níveis de vitaminas C e E e da prevenção da peroxidação lipídica e dos danos no ADN.[132]

Foi realizado um estudo clínico em que os participantes que receberam 200 mcg de selénio à base de levedura por dia, durante quatro anos e meio, tiveram uma redução de 50% na taxa de mortalidade por cancro.[133]

Zinco (Zn) - É um oligoelemento omnipresente em todos os reinos vegetal e animal, tendo sido demonstrado pela primeira vez como um componente essencial da dieta humana na década de 1960, quando se descobriu que revertia o atraso no desenvolvimento sexual e a paragem do crescimento. Desde então, foram descritas numerosas síndromes associadas à deficiência de zinco, incluindo anomalias do sistema imunitário e nervoso, em bebés, adolescentes e idosos. Embora o Zn seja um componente de mais de 70 enzimas diferentes que funcionam em quase todos os aspectos do metabolismo celular, os investigadores não conseguiram identificar uma função bioquímica específica que possa explicar os muitos sinais e sintomas diferentes da deficiência de zinco. A função do zinco como antioxidante foi proposta pela primeira vez em 1990,[134] com base, em grande parte, em evidências in vitro que iluminaram dois mecanismos distintos. O primeiro é a proteção de proteínas e enzimas contra o ataque de radicais livres, ou oxidação. Verificou-se que a molécula de Zn nas enzimas que contêm Zn actua como antioxidante e protege regiões específicas da enzima do ataque dos radicais livres, preservando assim a sua estabilidade e atividade.[135] O segundo mecanismo pelo qual o zinco funciona como antioxidante é através da prevenção da formação de radicais livres por outros metais, como o ferro e o cobre. Ao contrário do ferro e do cobre altamente reactivos, o Zn não sofre facilmente reacções de oxidação e redução, ou redox. Quando o zinco, em vez do ferro ou do cobre, é incorporado nas proteínas, as reacções geradoras de radicais livres que de outra forma poderiam ocorrer são inibidas.[136]

Embora as propriedades antioxidantes do zinco tenham sido demonstradas pela primeira vez in vitro, existem também provas claras de que o zinco funciona como um antioxidante no organismo. Uma área de interesse crescente é o papel do zinco como antioxidante no sistema nervoso central (SNC), particularmente no cérebro. Em comparação com outros tecidos moles, o cérebro humano contém quantidades significativas de zinco. Entre os oligoelementos essenciais, o zinco é o segundo em concentração total no cérebro, logo a seguir ao ferro. Foi proposto que a deficiência de zinco conduz a perturbações do sistema nervoso, incluindo distúrbios mentais, perda de acuidade sensorial e comprometimento da função cognitiva e psicológica.[134] Nomeadamente, o stress oxidativo está associado ao desenvolvimento e à progressão de várias neuropatologias diferentes, incluindo a doença de Alzheimer e a doença de Parkinson.

TOCOFEROL (VITAMINA E):

Os tocoferóis, amplamente utilizados na nutrição humana como vitamina E e na conservação de alimentos, são poderosos eliminadores de radicais livres e protegem as células vegetais contra danos oxidativos num ambiente lipofílico[22] . A vitamina E protege os lípidos da bicamada da membrana celular do ataque dos radicais livres. As plantas são a principal fonte de tocoferóis naturais isolados de óleos vegetais ou de embriões de milho. A sua biossíntese integra as vias dos aminoácidos aromáticos (ácido chiquímico) e do fosfato de desoxixilulose plastidicisoprenóide (pentose). As primeiras vias criam a cabeça aromática (fenólica), enquanto a segunda dá origem à cauda hidrofóbica de um esqueleto de tococromanol.[59]

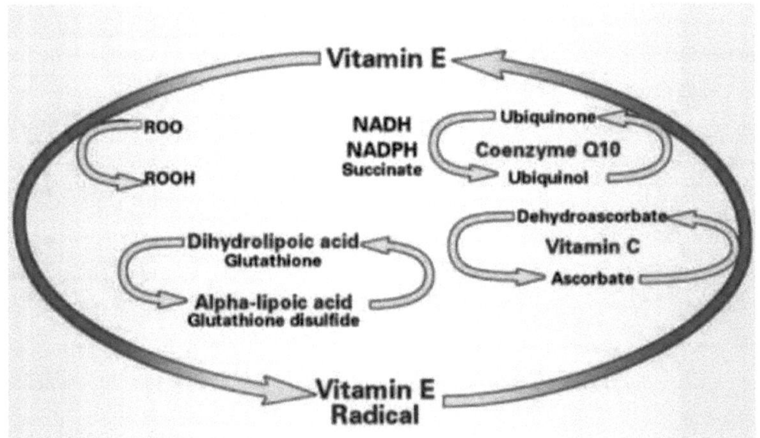

Figura 4: Ação da vitamina E

Além disso, sabe-se também que os tocoferóis protegem os lípidos e outros componentes das membranas através da extinção física e da reação química com 02 nos cloroplastos, protegendo assim a estrutura e a função do PSII. O α-tocoferol é a forma mais ativa de vitamina E, enquanto a extração de óleos vegetais produz normalmente uma mistura de β, γ, δ e α-tocoferóis e tocotrienóis. Os α-tocoferóis (vitamina E) são antioxidantes lipofílicos sintetizados por todas as plantas[38]. Os α-tocoferóis interagem com os grupos acilo poli-insaturados dos lípidos, estabilizam as membranas e eliminam e extinguem várias espécies reactivas de oxigénio (R0S) e subprodutos lipossolúveis do stress oxidativo.[88]

Foi relatado que os antioxidantes, incluindo o α-tocoferol e o ácido ascórbico, aumentam após o tratamento com triazol no tomate, e estes podem ter um papel na proteção das membranas contra danos oxidativos, contribuindo assim para a tolerância ao frio. O triazol aumenta os níveis de antioxidantes e enzimas antioxidantes no trigo, pelo que existe uma procura de fontes alternativas de α-tocoferol puro a partir de tecidos vegetais.[93] Para o efeito, foram estabelecidos vários sistemas de cultura de Helianthus annuus (girassol). A Gymnemainodorum também continha a maior quantidade de vitamina E, sendo esta planta utilizada na Tailândia como anti-hiperglicémia (a parte utilizada são as suas folhas). [103]Foi também feita uma tentativa de selecionar o genótipo mais eficaz de aveleira

(Corylusavellana) para a produção de tocoferóis em bioreactores. [48]. A toma de vitamina E pode ajudar os diabéticos a controlar os seus níveis de glucose no sangue, podendo assim ajudar a reduzir os efeitos secundários da doença, incluindo o desenvolvimento de doença periodontal.[93]

Os estudos sobre a vitamina E apresentaram resultados mistos. Embora tenha sido sugerido que a vitamina E pode ser benéfica na prevenção da doença periodontal, o seu efeito global na saúde periodontal não é totalmente compreendido. Os dados não fornecem apoio suficiente para o tratamento da doença periodontal inflamatória com vitamina E e são necessárias mais investigações nesta área.[133]

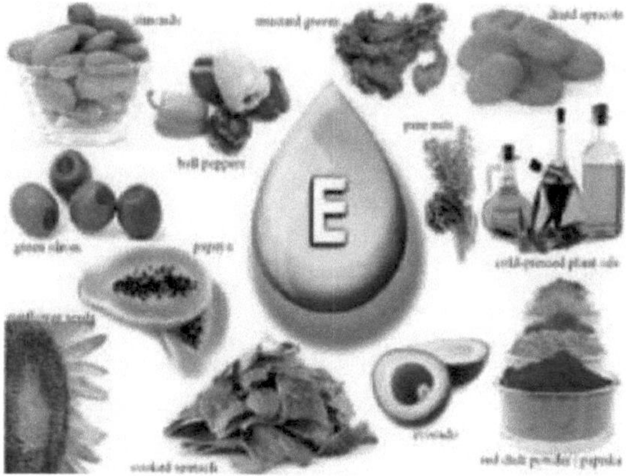

Figura 5: Fontes de vitamina E

Um estudo de coorte retrospetivo, com um seguimento de 2 anos (2003-2005), foi realizado por Iwasaki M et al na cidade de Nigata (Japão) para investigar a relação longitudinal entre a ingestão de antioxidantes alimentares e a doença periodontal em idosos japoneses residentes na comunidade. Os indivíduos dentados com 75 anos de idade em 2003, para os quais existiam dados disponíveis, foram incluídos nas análises (264). A ingestão de antioxidantes alimentares (vitamina C, vitamina E, α-caroteno e β-caroteno) foi avaliada com um QFA validado. Os participantes foram classificados por tercil de ingestão de antioxidantes. O estado periodontal da boca inteira, medido como o nível de fixação clínica, foi registado nos exames de base e de acompanhamento. A progressão da doença periodontal foi considerada como uma perda de inserção de 3 mm ou mais durante o período do estudo no local interproximal para cada dente. Finalmente, o número de dentes com progressão da doença periodontal por pessoa foi calculado e utilizado como resultado. Foi efectuada uma análise de regressão de Poisson, com os antioxidantes da dieta como exposição principal, para estimar a sua influência no número de dentes com progressão da doença periodontal. Uma maior ingestão de antioxidantes dietéticos foi inversamente associada ao número de dentes com progressão da doença periodontal, controlando para outras variáveis. Os resultados do estudo sugerem que uma maior ingestão de antioxidantes pode atenuar a doença periodontal em idosos japoneses que vivem na comunidade.[91]

Jen-Fang Liu e Ya-Wen Lee realizaram um estudo para investigar o efeito do óleo de fritura oxidado (OFO) na retenção de vitamina C nos tecidos e para explorar o efeito da suplementação de vitamina C nas concentrações de vitamina E nos tecidos e na peroxidação lipídica. As cobaias foram alimentadas com dietas com 15% de OFO suplementadas com vitamina C a 300, 600 ou 1500 mg/kg de dieta. Os animais de controlo foram alimentados com uma dieta que continha 15% de óleo de soja fresco não tratado com 300 mg/kg de vitamina C. Após 60 dias de alimentação, o ganho de peso corporal, a ingestão de alimentos, a eficiência alimentar e a concentração de triglicéridos no plasma foram significativamente mais baixos nas cobaias alimentadas com dietas OFO do que nos controlos ($P < 0,05$). No entanto, a concentração plasmática de colesterol foi mais elevada nas cobaias alimentadas com a dieta OFO suplementada com 300 mg/kg de vitamina C. O aumento da vitamina C nas dietas OFO reduziu significativamente a concentração plasmática de colesterol. As concentrações de vitaminas C e E no plasma e nos tecidos foram significativamente mais baixas nas cobaias alimentadas com OFO que receberam 300 mg/kg de vitamina C do que nos controlos. Níveis mais elevados de vitamina C suplementar aumentaram as vitaminas C e E nos tecidos. As cobaias alimentadas com dietas OFO apresentavam níveis significativamente mais elevados de substâncias reactivas ao ácido tiobarbitúrico (TBARS) nos tecidos ($P < 0,05$) do que nos controlos. [137]

Um estudo realizado por Iwasaki M et al mostrou que uma maior ingestão de vitamina E estava inversamente associada ao número de dentes com progressão da doença periodontal, uma vez que previne a peroxidação lipídica. Isto estava de acordo com os estudos efectuados por Liu et al. Sobaniec descobriu que existem níveis significativamente baixos de vitamina E e outros antioxidantes na saliva de doentes com epilepsia e doença periodontal. Cohen RE et al compararam a utilização de um gel de vitamina E a 5%, um enxaguamento com clorexidina e um placebo na placa bacteriana e na doença periodontal. Após duas semanas, os participantes que utilizaram o placebo e o gel de vitamina E não registaram qualquer melhoria na quantidade de placa bacteriana ou na inflamação das gengivas, mas a clorexidina reduziu significativamente a placa bacteriana. Noutro estudo, não foram encontradas diferenças significativas nos níveis séricos de vitamina E em pacientes com e sem doença periodontal.[247]

VITAMINA C

Há muito que se conhece a importância do ácido ascórbico, mais conhecido por vitamina C, para a saúde periodontal. As fontes mais adequadas de vitamina C são os frutos naturais, como o kiwi, os citrinos, a pimenta, etc. O kiwi verde é uma fonte rica de vitamina C e contém 93 mg de vitamina C/100 g de fruta, ao passo que, por exemplo, as laranjas contêm vitamina C até 53 mg/100 g de fruta. A vitamina C é um dos mais poderosos eliminadores de radicais antioxidantes na fase aquosa.[138] É um co-fator para a lisil e a prolil hidroxilase, envolvidas na estabilização da tripla hélice de colagénio. Actua como regenerador de outros antioxidantes no organismo, como a vitamina E.[139] As diferentes PDL respondem de forma diferente ao ácido ascórbico. As células de PDL formadoras de osso podem diferenciar-se mais na presença de ácido ascórbico. Em contrapartida, o ácido ascórbico pode fazer com que as células fibroblásticas das PDL aumentem a expressão do colagénio e da colagenase-1, mantendo um elevado estado de renovação da matriz.[140]

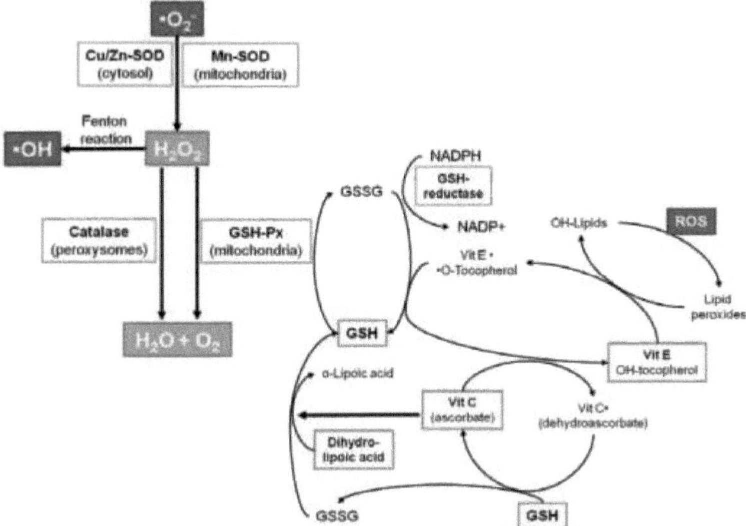

Figura 16 : Mecanismo de ação da vitamina C

Devido às elevadas concentrações intracelulares de ácido ascórbico nos leucócitos, especialmente nos PMN e macrófagos (aproximadamente 10-40 vezes), estas células são capazes de reagir em resposta a estímulos inflamatórios. Não só aumenta a quimiotaxia dos PMNL normais, como também corrige a quimiotaxia anormal e a desgranulação dos lisossomas nos PMN de doentes com síndrome de Chediak-Higashi.[141] Leggett et al estudaram o efeito de uma dieta rica em nutrientes, mas com falta de vitamina C, na saúde periodontal. Os resultados sugeriram que o ácido ascórbico pode influenciar as fases iniciais da gengivite, particularmente o aumento da hemorragia crevicular.[142] No entanto, em estudos subsequentes, não foram observadas alterações significativas na acumulação de placa bacteriana, na profundidade da bolsa à sondagem ou no nível de inserção.Blignaut&Grobler mostraram que as bolsas mais profundas (código CPITN 3 e 4) ocorriam com muito menos frequência em trabalhadores agrícolas produtores de citrinos do que em trabalhadores de quintas produtoras de cereais. Com base no inquérito NHANES III, Nishida et al. revelaram que a vitamina C da dieta tem uma relação inversa fraca, mas estatisticamente significativa, com a doença periodontal em fumadores actuais e antigos. [143]Utilizando o mesmo conjunto de dados do NHANES III, Chapple et al. encontraram uma associação inversa forte e consistente entre os níveis séricos de vitamina C e a prevalência de periodontite.[144] A vitamina C pode ser bem tolerada em doses muito acima das recomendações da RDA, mas doses elevadas de vitamina C podem gerar toxicidade devido à formação de radicais de vitamina C. Durante muitos anos, a dose diária recomendada de vitamina C foi de 60 mg. Em 2000, a Dose Diária Recomendada (DDR) de vitamina C foi aumentada pelo Food and Nutrition Board de 60 a 90 mg por dia para os homens e de 75 mg por dia para as mulheres.[145]

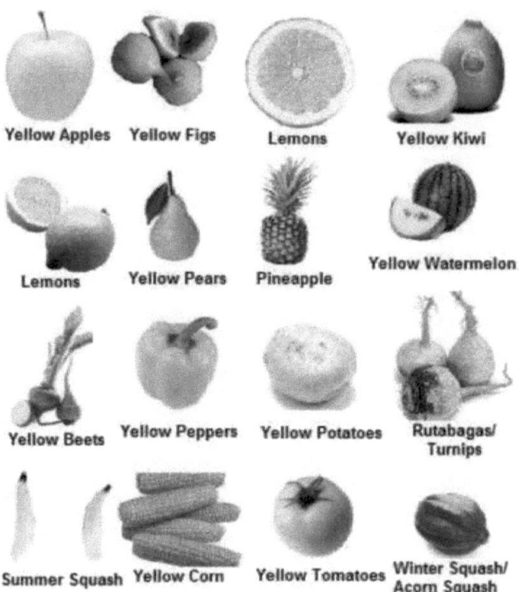

Figura 7: Fontes de vitamina C

Um estudo experimental foi realizado por Tancan U etal em 2011 para avaliar histo-morfometricamente os efeitos da administração de vitamina C na formação óssea em resposta à expansão da sutura inter-premaxilar do rato. Um total de 30 ratos machos Wistar de 50 a 60 dias de idade foram divididos em três grupos de igual número. A sutura inter-premaxilar de cada animal foi expandida com uma força de 0,49 N aplicada nos incisivos superiores. Às 24 horas após a colocação do aparelho, os animais de controlo receberam solução salina (grupo I) e dois grupos receberam uma dose única de vitamina C através de dois métodos diferentes [localmente na sutura (grupo II) e sistemicamente através de injeção intramuscular (grupo III)]. A área de osso novo (μm2), o perímetro à volta do osso novo (μm), o diâmetro de Feret (μm) e a percentagem de osso novo em relação ao tecido não ossificado (%) foram medidos e comparados. Os testes de Kruskal-Wallis e Tukey foram usados para avaliação estatística. Observamos diferenças significativas entre os grupos em todos os parâmetros histomorfométricos. A área de osso novo, o perímetro ósseo, o diâmetro de Feret e a porcentagem de novas dimensões ósseas foram significativamente maiores no grupo III do que nos demais. As medidas histomorfométricas da arquitetura óssea revelaram que esta melhorou no grupo administrado com vitamina C por via sistémica, enquanto que a injeção local revelou um crescimento ósseo significativamente menor do que no grupo de controlo. A administração sistémica de vitamina C durante as fases iniciais da expansão da sutura inter-premaxilar pode estimular o crescimento ósseo. No entanto, a injeção local deste antioxidante numa área de sutura expandida ortopedicamente tem efeitos negativos na formação óssea.[146]

Em 2015, Yoshio Shimabukuro et al realizaram um ensaio clínico aleatório, de grupos paralelos e controlado para investigar o efeito de um dentífrico contendo sal de magnésio de 2-fosfato de ácido L-ascórbico (APM), um derivado de ácido ascórbico de ação prolongada com propriedades antioxidantes, na inflamação gengival. Os efeitos clínicos do sal de magnésio de 2-fosfato de ácido ascórbico foram investigados em 300 indivíduos com gengivite. Metade dos participantes recebeu um dentífrico contendo sal de magnésio de 2-fosfato de ácido L-ascórbico e a outra metade um dentífrico de controlo. O resultado primário foi o índice gengival aos 3 meses. Os resultados secundários incluíram vermelhidão gengival como um indicador do grau de inflamação gengival local, sangramento gengival como uma medida do índice de gravidade da gengivite e atividade antioxidante total da saliva. Na análise de intenção de tratamento, o índice gengival não diferiu significativamente entre os grupos. No entanto, na análise por protocolo, o índice gengival foi significativamente mais baixo no grupo do sal de magnésio de 2-fosfato de ácido L-ascórbico do que no grupo de controlo. No grupo do sal de magnésio de 2-fosfato de ácido L-ascórbico, a vermelhidão gengival foi significativamente menor e a diferença em relação ao índice de gravidade da gengivite de base foi significativamente maior. A atividade antioxidante total da saliva foi significativamente mais elevada no grupo do sal de magnésio de 2-fosfato de ácido L-ascórbico. A incidência de eventos adversos não diferiu significativamente entre os grupos. Estes resultados indicam que a aplicação regular de um dentífrico contendo sal de magnésio de 2-fosfato de ácido L-ascórbico pode reduzir a inflamação gengival.[147]

Balwant-Rai et al realizaram um estudo em 2010 para investigar se as actividades anti-cancro atribuídas à curcumina são mediadas por um mecanismo anti-oxidante e de proteção do ADN. Foram seleccionados pacientes com leucoplasia oral, fibrose submucosa oral ou líquen plano, e indivíduos saudáveis ($n = 25$ para cada grupo) com idades compreendidas entre os 17 e os 50 anos. Os marcadores oxidativos salivares e séricos, como o malonaldeído (MDA), a 8-hidroxideoxiguanosina (8-OHdG), as vitaminas C e E foram medidos imediatamente antes da ingestão de curcumina, após uma semana de ingestão de curcumina e após a cura clínica das lesões pré-cancerosas. As vitaminas C e E no soro e na saliva aumentaram, enquanto os níveis de MDA e de 8-OHdG diminuíram nos doentes com leucoplasia oral, fibrose submucosa e líquen plano após a ingestão de curcumina para todas as categorias de lesões pré-cancerosas. Observou-se que as alterações nestes valores eram estatisticamente significativas após a cura clínica da doença ($P < 0,05$). A escala de cinco pontos para a dor, bem como o tamanho da lesão na leucoplasia oral, fibrose submucosa e líquen plano, melhoraram significativamente ($P < 0,05$). Para além disso, na fibrose submucosa, a abertura da boca ($P < 0,05$) recuperou significativamente. Na leucoplasia oral, fibrose submucosa e líquen plano, os níveis de vitaminas C e E no soro e na saliva aumentaram significativamente, enquanto os níveis de MDA e 8-OHdG diminuíram após 131(15), 211(17) e 191(18) dias, respetivamente. Os valores das vitaminas C e E no soro e na saliva mostraram uma diminuição significativa na leucoplasia oral, na fibrose submucosa e no líquen plano, em contraste com os indivíduos saudáveis, mas aumentaram significativamente em todos os grupos após a administração de curcumina depois da cura clínica das lesões. Com base nestes resultados, podemos concluir que a curcumina medeia as suas actividades anticancerígenas através do aumento dos níveis de vitaminas C e E e da prevenção da peroxidação lipídica e dos danos no ADN.[132]

Em 2012, foi realizado um estudo por Iwasaki M, Manz MC, Taylor GW, Yoshihara A, Miyazaki H. para avaliar a relação longitudinal entre o ácido ascórbico e o α-tocoferol séricos e a doença periodontal em 224 indivíduos japoneses, com 71 anos de idade, para os quais estavam disponíveis dados relativos aos anos de 1999-2007. Os participantes foram classificados por tercis de ácido ascórbico sérico e de α-tocoferol. O estado periodontal da boca inteira, medido como nível de inserção clínica (CAL), foi registado nos exames iniciais e anuais de acompanhamento. O número de dentes com uma perda de CAL ≥ 3 mm em qualquer local durante o período do estudo foi calculado como "eventos de doença periodontal". A análise de regressão de Poisson foi realizada para avaliar os preditores de eventos de doença periodontal, com ácido ascórbico sérico e α-tocoferol como os principais preditores de interesse. Este estudo apoiou a hipótese de que baixos níveis séricos de ácido ascórbico e α-tocoferol podem ser um fator de risco para a doença periodontal em idosos japoneses.[91]

Um estudo foi conduzido por Bryan D. Johnston, Peter C. Fritz e Wendy E. Ward em 2013 para avaliar o uso de suplementos dietéticos em pacientes que procuram tratamentos numa clínica periodontal.Este estudo caracterizado pela informação que é essencial para estudos de intervenção baseados em evidências que podem melhorar os resultados dos pacientes após procedimentos periodontais. O cálcio, a vitamina D, o multivitamínico e a vitamina C foram os mais utilizados. Um maior número de homens não tomou nenhum suplemento em comparação com as mulheres, e mais mulheres do que homens tomaram mais ou igual a quatro suplementos. As mulheres tomaram mais cálcio, vitamina D, óleo de peixe, chá verde, magnésio, ómega 3,6,9 e vitaminas do complexo B. Os doentes mais jovens (31-50 anos) registaram a maior frequência de não utilização de suplementos em comparação com os grupos etários mais velhos. Os doentes com mais de 50 anos utilizavam com maior frequência ≥ quatro suplementos, incluindo cálcio e vitamina D. A utilização de suplementos era mais baixa nos fumadores, em especial no caso do cálcio, do óleo de peixe, do chá verde e da vitamina D. Em conclusão, as mulheres, os indivíduos mais velhos e os não fumadores utilizam mais suplementos. Futuros estudos de intervenção dietética podem centrar-se em suplementos com actividades biológicas conhecidas - atividade anti-inflamatória, antioxidante ou osteogénica - que possam melhorar a cicatrização de feridas após procedimentos periodontais reconstrutivos.[137]

Foi realizado um estudo Kuzmanova D, Jansen IDC, Schoenmaker T, Nazmi K, Teeuw WJ, Bizzarro S, Loos BG, Velden van der U em 2012 para avaliar se as concentrações de vitamina C no plasma, nos leucócitos polimorfonucleares-neutrófilos (PMNs) e nas células mononucleares do sangue periférico (PBMCs) são mais baixas nos doentes com periodontite em comparação com controlos saudáveis. Foram seleccionados 21 doentes periodontais não tratados e 21 controlos saudáveis, emparelhados por idade, sexo, raça e hábitos tabágicos. A ingestão de vitamina C na dieta foi avaliada através de um registo dietético auto-administrado. Foram obtidas amostras de sangue em jejum e analisadas as concentrações de vitamina C no plasma, nos leucócitos polimorfonucleares-neutrófilos e nas células mononucleares do sangue periférico por cromatografia líquida de alta pressão. A vitamina C plasmática era mais baixa nos doentes com periodontite em comparação com os controlos (8,3 e 11,3 mg/l, respetivamente, p = 0,03). Apenas no grupo de controlo se verificou uma correlação positiva entre a ingestão de vitamina C e os valores plasmáticos. Não foi possível avaliar diferenças entre os doentes e os controlos relativamente à ingestão alimentar de vitamina C e aos níveis de leucócitos polimorfonucleares neutrófilos e células mononucleares do sangue periférico. No grupo de doentes, a profundidade da bolsa pareceu estar negativamente associada à concentração de vitamina C nos leucócitos polimorfonuclearesneutrófilos. Embora a relação entre os níveis baixos de vitamina C no plasma e a periodontite seja clara, a doença não pode ser explicada pela capacidade insuficiente de armazenamento de vitamina C dos leucócitos; permanece a questão de saber através de que mecanismo os níveis baixos de vitamina C no plasma estão relacionados com a periodontite.[148]

O estudo foi realizado por Vaananen MK, Markkanen HA, Tuovinen VJ, Kullaa AM, Karinpaa AM, Kumpusalo EA. para avaliar o possível efeito do ácido ascórbico (AA) na gravidade das doenças periodontais. A condição periodontal de 75 indivíduos dentados com um baixo nível de AA no plasma (< ou = 25 mumol/l) foi comparada com a de 75 indivíduos de controlo (nível plasmático > ou = 50 mumol/l), emparelhados pela idade, sexo e número de dentes. Foi pedido aos indivíduos que listassem os alimentos que continham AA na sua dieta, e foi calculada a ingestão de AA em miligramas por dia. A dieta diária dos sujeitos do estudo continha, em média, 52 mg +/- 24,9 (DP) de AA e a dos controlos 77 mg +/- 43,2 (DP). Para cada indivíduo, os registos específicos do local para a presença ou ausência de placa e cálculo supra e subgengival, saliências de preenchimento, sangramento gengival após sondagem, profundidade da bolsa de sondagem e recessão gengival foram feitos clinicamente num exame duplamente cego realizado por um dentista. Cinco por cento dos indivíduos do grupo de estudo (baixo nível plasmático de AA) e 18 por cento dos controlos tinham tecidos periodontais saudáveis. A proporção de locais em que se observou hemorragia após sondagem e uma profundidade de bolsa à sondagem de 4 mm ou mais foi significativamente mais elevada no grupo de estudo do que nos controlos. Sessenta por cento dos indivíduos do grupo de estudo e 37% dos controlos tinham bolsas patológicas de 4 mm ou mais.[149]

Um ensaio clínico randomizado, triplo-cego, com desenho paralelo e controlado por placebo foi conduzido por de Paula,E. A Kossatz, S.Fernandes, D. Loguercio, A. D. em 2014 para avaliar o efeito do ácido ascórbico, 500 mg a cada oito horas, na sensibilidade dentária induzida pelo branqueamento. O estudo foi realizado em 39 adultos. Os comprimidos (placebo ou ácido ascórbico) foram administrados três vezes por dia durante 48 horas; a primeira dose foi administrada uma hora antes de cada sessão de branqueamento. Foram realizadas duas sessões de branqueamento com gel de peróxido de hidrogénio a 35%, com um intervalo de uma semana. A sensibilidade dentária foi registada até 48 horas após o branqueamento. A avaliação da cor foi efectuada antes e 30 dias após o branqueamento. O risco absoluto e a intensidade da sensibilidade dentária foram avaliados pelos testes exato de Fisher e U de Mann-Whitney, respetivamente. As alterações de cor foram avaliadas pelo teste t não pareado (a=0,05). Não houve diferenças significativas no risco absoluto e na intensidade da sensibilidade dentária e na alteração de cor entre os grupos. O estudo concluiu que ambos os grupos apresentaram um risco semelhante de sensibilidade dentária (p>0,05). O uso perioperatório de um antioxidante, como o ácido ascórbico (500 mg, três vezes ao dia) por via perioral, não foi capaz de prevenir a sensibilidade dentária induzida pelo clareamento ou reduzir sua intensidade.[145]

Leggett et al sugeriram que o ácido ascórbico pode influenciar as fases iniciais da gengivite, particularmente o aumento da hemorragia crevicular. Isto estava de acordo com o estudo de Blignaut & Grobler, que mostrou que as bolsas mais profundas ocorriam com muito menos frequência em trabalhadores agrícolas produtores de citrinos do que em trabalhadores de quintas produtoras de cereais. Além disso, Shimabukuro mostrou resultados semelhantes com a aplicação de ácido L-ascórbico como um dentrifício na redução da inflamação gengival. Resultados semelhantes foram encontrados por Iwasaki M et al e Kuzmanova. Nishida et al. revelaram que a vitamina C da dieta tem uma relação inversa fraca, mas estatisticamente significativa, com a doença periodontal em fumadores actuais e antigos, enquanto Chapple et al. encontraram uma associação inversa forte e consistente entre os níveis séricos de vitamina C e a prevalência de periodontite em fumadores.

Um estudo realizado por Balwant Rai concluiu que a curcumina medeia as suas actividades anticancerígenas aumentando os níveis de vitaminas C e E e prevenindo a peroxidação lipídica e os danos no ADN.

Outras formas de antioxidantes podem ser a luteína, que se encontra nos legumes verde-escuros, como a couve, os brócolos, o kiwi, os rebentos e os espinafres,[34] O lignano, que se encontra na farinha de aveia, na cevada, no centeio, nas ervas, nas sementes de uva ou nos extractos de casca de pinheiro, também pode proporcionar uma poderosa proteção antioxidante ao organismo[15]

Em 2015, SantoshPatila, et al efectuaram um estudo com 42 indivíduos com OSMF diagnosticado clinico-patologicamente para comparar a eficácia da spirulina e do aloé vera no tratamento da OSMF. Foram divididos igualmente em 2 grupos, o Grupo A (grupo da spirulina) e o Grupo B (grupo do aloé vera). Ao Grupo A foram administrados 500 mg de spirulina em 2 doses divididas durante 3 meses e ao Grupo B foram administrados 5 mg de gel de aloé vera para aplicação tópica três vezes por dia durante 3 meses. Os pacientes do Grupo A apresentaram uma melhoria clínica significativa na abertura da boca e nas úlceras/erosões/vesículas. No entanto, não se registou uma melhoria significativa na sensação de ardor e na dor associada à lesão entre os dois grupos. Os autores concluíram que ambos os fármacos mostraram melhorias na condição; no entanto, a spirulina pode trazer melhorias clínicas significativas nos sintomas como abertura da boca e úlceras/erosão/vesículas. Assim, a Spirulina parece ser mais promissora quando comparada ao aloe vera para o tratamento de OSMF.[150]

Métodos de avaliação dos antioxidantes

Existem vários métodos simples, ligeiramente mais complexos e bastante sofisticados para o ensaio de antioxidantes. Os testes de antioxidantes podem revelar vários mecanismos de ação, dependendo das características do ensaio específico.

Os métodos simples incluem a eliminação de radicais livres com a utilização de radicais livres estáveis artificiais coloridos, bem como a redução de metais de transição que pode ser monitorizada por colorimetria. ABTS utilizado no ensaio TEAC - capacidade antioxidante equivalente ao Trolox. Os métodos baseados em metais incluem a redução de iões férricos: FRAP- (capacidade de redução férrica do plasma) e ensaios de tiocianato férrico, ou ião molibdénio, ensaio de fosfomolibdénio (P-Mo).

Estão disponíveis vários ensaios baseados na inibição da degradação de um substrato que podem ser utilizados para determinar se o composto testado pode realmente proteger as biomoléculas dos danos oxidativos. Os lípidos poli-insaturados, as proteínas, os componentes dos ácidos nucleicos, as membranas celulares e as fracções microssomais de diferentes órgãos podem servir de sistemas modelo a proteger. Os produtos de degradação são monitorizados por espetrofotometria (substâncias reactivas tiobarbitúricas - TBARS, branqueamento de caroteno), fluorescência (ensaio ORAC - para a capacidade de absorção de radicais de oxigénio) ou cromatografia.[151,152]

Estes antioxidantes têm efeitos tanto na saúde geral como na saúde oral, que serão discutidos nas secções seguintes.

ANTIOXIDANTES E SAÚDE

Os antioxidantes podem produzir o seu papel protetor contra os radicais livres através de uma variedade de mecanismos diferentes, incluindo (a) os sistemas catalíticos para neutralizar ou desviar as ROS, (b) a ligação ou inativação de iões metálicos impede a geração de ROS pela reação de Haber-Weiss, (c) os antioxidantes suicidas e de quebra de cadeia eliminam e destroem as ROS, (d) absorvem energia, electrões e extinguem as ROS. Em 21st século, a procura de ingestão de alimentos antioxidantes ou antioxidantes dietéticos está a aumentar com a esperança de manter o corpo saudável e livre de doenças.

Doenças cardiovasculares

O stress oxidativo induzido pelas ROS desempenha um papel fundamental na patogénese de diferentes doenças cardiovasculares, como a aterosclerose, a doença cardíaca isquémica, a hipertensão, as cardiomiopatias, a hipertrofia cardíaca e a insuficiência cardíaca congestiva.[153] O stress oxidativo é responsável pela alteração dos fosfolípidos e das proteínas, levando à peroxidação e à oxidação dos grupos tiol. O stress oxidativo leva a alterações na permeabilidade da membrana, à rutura da bicamada lipídica da membrana e à modificação funcional de várias proteínas celulares.[154]

A disfunção endotelial é uma das principais causas de doenças cardiovasculares, mas acredita-se que a oxidação do LDL, a perda de óxido nítrico e a inflamação vascular devido ao stress oxidativo implicariam um potencial para as terapias antioxidantes melhorarem a disfunção endotelial. Foi investigado o efeito potencial de antioxidantes sintéticos e naturais. As vitaminas antioxidantes, ao potenciarem os níveis de óxido nítrico endotelial e ao inibirem a inflamação vascular, a peroxidação lipídica, a agregação plaquetária e a oxidação do LDL, podem ser benéficas para prevenir a disfunção endotelial.[155]

Foram efectuados vários estudos para explorar o papel de vários antioxidantes nas doenças cardiovasculares. Foi referido que a N-acetil-L-cisteína (NAC), um eliminador de radicais e precursor intracelular do glutatião, inibiu a produção de ROS induzida pela endotelina.[156] A ingestão de vitamina E diminuiu a incidência de eventos cardiovasculares na população de doentes com doença cardíaca isquémica no Cambridge Heart Antioxidant Study (CHAOS).[157] Estudos clínicos mostram que, embora estas vitaminas anti-oxidantes não reduzam os parâmetros relacionados com a aterosclerose, melhoram a função endotelial aumentando a biodisponibilidade local de NO e, por conseguinte, a vasodilatação dependente do endotélio. As vitaminas E e C também demonstraram reduzir a progressão da aterosclerose.[158] Foi efectuado um estudo de coorte prospetivo de base populacional de 40.530 japoneses com idades compreendidas entre os 40 e os 79 anos, sem antecedentes de doenças cardiovasculares, durante 11 anos. Verificou-se que a redução do risco de doenças cardiovasculares, especialmente de acidentes vasculares cerebrais, estava associada a um maior consumo de chá verde, particularmente nas mulheres.[159] Alguns frutos, legumes ou leguminosas específicos podem prevenir doenças cardiovasculares induzidas por stress oxidativo, devido à presença de componentes antioxidantes dietéticos únicos. A flavanona, o flavanol, a flavona, a isoflavona, o ácido fenólico e as antocianinas são componentes antioxidantes naturais presentes na fruta e nos legumes que têm um efeito protetor nas doenças cardiovasculares. A relação promissora entre a ingestão de alimentos leguminosos e a redução do risco de doenças cardiovasculares e de doenças coronárias tem sido relatada em várias investigações. Estes componentes podem reduzir o stress oxidativo, influenciando uma variedade de actividades celulares relacionadas com a saúde cardiovascular e diminuindo a probabilidade de mortalidade.[160] Foi realizado um estudo por Shiny K S, Kumar SH, Farvin KH, Anandan R, Devadasan K para examinar o efeito protetor da taurina no sistema de defesa antioxidante do miocárdio no enfarte do miocárdio induzido por isoprenalina (isoproterenol) em ratos, um modelo animal de enfarte do miocárdio no homem. Foram determinados os níveis de enzimas marcadoras de diagnóstico no plasma, peróxidos lipídicos e glutatião reduzido, bem como a atividade das enzimas antioxidantes dependentes do glutatião e das enzimas anti-peroxidativas no tecido cardíaco. A administração intraperitoneal de taurina impediu significativamente os aumentos induzidos pela isoprenalina nos níveis de alanina aminotransferase, aspartato aminotransferase, lactato desidrogenase e creatina fosfoquinase no plasma de ratos. A taurina exerceu um efeito antioxidante contra o enfarte do miocárdio induzido pela isoprenalina, impedindo a acumulação de peróxidos lipídicos e mantendo o nível de glutatião reduzido e a atividade da glutatião peroxidase, da glutatião-S- transferase, da catalase e da superóxido dismutase quase normais. Os resultados do estudo indicaram que o potencial cardioprotector da taurina se deveu provavelmente a uma reação dos radicais livres pela sua natureza antioxidante, ou a um reforço da membrana miocárdica pela sua propriedade estabilizadora da membrana.[58]

O The Cambridge Heart Antioxidant Study (CHAOS) realizou um estudo em dupla ocultação, controlado por placebo, para testar a hipótese de que o tratamento com uma dose elevada de alfa-tocoferol reduziria o risco subsequente de enfarte do miocárdio (MI) e morte cardiovascular em doentes com doença cardíaca isquémica estabelecida. Neste estudo, foram incluídos doentes com aterosclerose coronária comprovada angiograficamente e seguidos durante uma média de 510 dias (intervalo 3-981). 1035 pacientes receberam alfa-tocoferol (cápsulas contendo 800 UI diariamente para os primeiros 546 pacientes; 400 UI diariamente para os restantes); 967 receberam cápsulas idênticas de placebo. Os parâmetros primários foram uma combinação de morte cardiovascular e enfarte não fatal, bem como enfarte não fatal isolado. O tratamento com alfa-tocoferol reduziu significativamente o risco de morte cardiovascular e de enfarte do miocárdio não fatal no desfecho primário do ensaio. Os efeitos benéficos neste desfecho composto deveram-se a uma redução significativa do risco de enfarte do miocárdio não fatal; no entanto, verificou-se um excesso não significativo de mortes cardiovasculares no grupo do alfa-tocoferol. O estudo concluiu que, em pacientes com aterosclerose coronária sintomática comprovada angiograficamente, o tratamento com alfa-tocoferol reduz substancialmente a taxa de enfarte não fatal, com efeitos benéficos aparentes após 1 ano de tratamento. O efeito do tratamento com alfa-tocoferol nas mortes cardiovasculares requer um estudo mais aprofundado.[161]

Cancro

O stress oxidativo induzido pelos radicais livres provoca um desequilíbrio redox celular que se encontra geralmente em várias células cancerosas em comparação com as células normais, podendo estar relacionado com a estimulação oncogénica da modificação do material genético resultante de "danos oxidativos". A mutação do ADN é um passo vital na carcinogénese e foram observados níveis elevados de lesões oxidativas do ADN em vários tumores, o que implica fortemente estes danos na etiologia do cancro.[162]

Os antioxidantes podem atuar preservando a regulação normal do ciclo celular, inibindo a proliferação e induzindo a apoptose, inibindo a invasão tumoral e a angiogénese, suprimindo a inflamação e estimulando a atividade das enzimas de desintoxicação de fase II.[163] Os antioxidantes podem ser capazes de provocar a regressão de lesões pré-malignas ou inibir a sua evolução para cancro. Estudos preliminares indicaram que alguns antioxidantes, em particular o β-caroteno, podem ser benéficos no tratamento de condições précancerosas, como a leucoplasia oral, que pode ser um precursor do cancro oral. [164]

Várias acções da quercetina fazem dela um potencial agente anticancerígeno, incluindo a regulação do ciclo celular, a interação com os locais de ligação dos estrogénios de tipo II e a inibição da tirosina quinase. A quercetina parece estar associada a pouca toxicidade quando administrada por via oral ou intravenosa. Muitos dados in vitro e alguns dados preliminares relativos a animais e seres humanos indicam que a quercetina inibe o crescimento tumoral. É necessária mais investigação para elucidar a absorção das doses orais e a magnitude do efeito anticancerígeno.[165]

O papel dos antioxidantes na quimioprevenção do cancro pode ser resumido da seguinte forma[166]

1. Inibe a carcinogénese da cavidade oral

2. Reduz o risco de desenvolver cancro oral.

3. Provoca a reversão de lesões pré-malignas como a leucoplasia oral.

Os micronutrientes dietéticos importantes que têm ação antioxidante incluem a vitamina A, o β-caroteno, o licopeno, a vitamina C, a vitamina E (alfa-tocoferol), o zinco e o selénio. Existem provas consideráveis que sugerem um papel dos nutrientes, em particular da vitamina A, do β-caroteno, da vitamina C, da vitamina E, do ácido lipóico, do zinco, do selénio e da espirulina na prevenção desta doença. [167]Um estudo recente sugere que estes nutrientes antioxidantes actuam para inibir o desenvolvimento das células cancerígenas e para as destruir através da apoptose (morte celular programada), pela sua estimulação de citocinas citotóxicas, pela sua ação na expressão genética, impedindo o desenvolvimento do suprimento sanguíneo necessário ao tumor ou pela diferenciação celular e mostrando também uma redução dos efeitos adversos da quimioterapia quando administrada concomitantemente com antioxidantes. [168]

Um resultado de um estudo recente demonstrou que um terço dos doentes (15 de 46) que utilizaram 360 mg de β-caroteno por semana durante 12 meses apresentaram uma resolução completa da leucoplasia oral.[169] Foi colocada a hipótese de o licopeno prevenir a carcinogénese e a aterogénese através da proteção de biomoléculas celulares críticas, incluindo lípidos, lipoproteínas, proteínas e ADN. O licopeno tem a caraterística invulgar de se ligar a espécies químicas que reagem com o oxigénio, sendo assim o agente antioxidante biológico mais eficiente. [170]

Os ensaios de intervenção em fumadores de betel mostram que a administração de vitamina A provoca a remissão completa da leucoplasia. Está a ser dada uma ênfase crescente à utilização de antioxidantes relativamente não tóxicos, como o beta-caroteno e a vitamina E. [164]

Estudos in vitro mostraram que o chá verde provoca uma paragem reversível do ciclo celular G1 através da inibição da fosforilação ribossómica na leucoplasia oral.[171]

O epigalocatequinalato (EGCG) isolado ou os polifenóis do chá verde foram capazes de induzir a apoptose em células de carcinoma escamoso oral, enquanto os queratinócitos epidérmicos humanos normais sobreviveram.[172] A EGCG ou uma mistura de polifenóis do chá verde (GTPP) induziram a expressão do gene TNF-a e a libertação de TNF-α das células. As provas destes estudos atestam a viabilidade de o EGCG ser um candidato potencial para a prevenção do cancro oral humano.[173]

O L-AA tem propriedades antioxidantes e reage com o superóxido produzido em resultado dos processos metabólicos normais das células; esta inativação do superóxido inibe a formação de nitrosaminas durante a digestão das proteínas e ajuda a evitar danos no ADN e nas proteínas celulares.[163] O ácido lático, além de ser antioxidante, tem também as seguintes acções[174]

- Melhora a quimiotaxia, a fagocitose e a síntese de colagénio
- Inibe a formação de nitrosaminas
- Melhora a desintoxicação através do citocromo P 450
- Bloqueia a formação de agentes mutagénicos fecais
- Reduz a expressão do oncogene

Estudos recentes de Balwant-Rai et al provaram que os antioxidantes, como a vitamina C e a vitamina E, podem ser utilizados em doentes com líquen plano oral para contrariar os distúrbios celulares mediados por radicais livres.[132,174]

Foi realizado um ensaio em dupla ocultação, controlado por placebo, para avaliar o potencial quimiopreventivo da vitamina A isolada ou do beta-caroteno isolado em indivíduos com leucoplasia oral em Kerala, na Índia. Aleatorizámos 160 pescadores e mulheres com lesões pré-cancerosas orais para receberem vitamina A oral (acetato de retinilo 300.000 UI/semana x 12 meses, n = 50), ou beta-caroteno (360 mg/semana x 12 meses, n = 55), ou placebo (n = 55). Foram colhidas amostras de sangue, saliva e urina na linha de base e à saída para estudar os micronutrientes séricos e os ensaios de mutagenicidade. Foram efectuadas biopsias das lesões da mucosa à entrada para exclusão histopatológica de malignidade. Os indivíduos foram examinados de 2 em 2 meses para determinar a resposta clínica das lesões e a toxicidade, caso existisse. Os resultados baseiam-se em 43 indivíduos com queixas que receberam placebo, 42 com vitamina A e 46 com beta-caroteno. As taxas de regressão completa foram: 10% no braço placebo, 52% com vitamina A e 33% com betacaroteno (P < 0,0001). As leucoplasias homogéneas e as lesões mais pequenas responderam melhor do que as lesões não homogéneas e maiores. Não foram observadas toxicidades importantes. Metade dos pacientes que responderam com beta-caroteno e dois terços com vitamina A tiveram uma recaída após a interrupção da suplementação. A concentração sérica de beta-caroteno aumentou substancialmente com a administração de beta-caroteno, enquanto que com a suplementação de vitamina A não se registaram alterações nos níveis séricos de retinol. No grupo tratado com vitamina A, registou-se uma diminuição significativa do alfa-tocoferol sérico. A administração de vitamina A resultou numa remissão significativa da leucoplasia oral sem quaisquer efeitos secundários da suplementação prolongada de vitamina A. Os resultados deste estudo, bem como os de estudos anteriores, parecem fornecer fortes indícios que justificam ensaios a longo prazo com vitamina A em indivíduos com leucoplasias de alto risco com cancro oral como ponto final.[169]

Foi realizado um estudo sobre a pele de ratos com chá verde, no qual aplicações tópicas repetidas de galato de (-)-epigalocatequina (EGCG), o principal polifenol do chá verde, inibiram a promoção de tumores numa experiência de carcinogénese em duas fases. Desde então, numerosos cientistas forneceram tantas provas adicionais dos benefícios do consumo de chá verde que este é agora um reconhecido preventivo do cancro no Japão, e possivelmente será em breve reconhecido como tal noutros países. Os trabalhos realizados até à data produziram vários resultados importantes com o EGCG e o chá verde: uma vasta gama de órgãos-alvo em experiências com animais para a prevenção do cancro, uma grande biodisponibilidade do 3H-EGCG em vários órgãos de ratinhos, um atraso no aparecimento do cancro em doentes com um historial de consumo de mais de 10 chávenas de chá verde por dia e a ausência de quaisquer efeitos adversos graves em voluntários que tomaram 15 comprimidos de chá verde por dia (2,25 *g* de extractos de chá verde, 337,5 mg de EGCG e 135 mg de cafeína) durante 6 meses. O estudo introduziu três novas descobertas: 1) o EGCG interagiu com a membrana da bicamada fosfolipídica, confirmando o efeito selante do EGCG; 2) o EGCG inibiu a expressão do gene TNF-alfa nas células e a libertação de TNF-alfa das células; 3) o consumo elevado de chá verde foi estreitamente associado à diminuição do número de metástases nos gânglios linfáticos axilares em doentes com cancro da mama em fase I e II na pré-menopausa e ao aumento da expressão dos receptores de progesterona e de estrogénio nas doentes na pós-menopausa. Estes resultados fornecem novas perspectivas para a nossa compreensão dos mecanismos de ação dos polifenóis do chá e do extrato de chá verde como preventivos do cancro.[173]

Diabetes

Cada vez mais evidências sugerem que o stress oxidativo desempenha um papel na patogénese da diabetes mellitus e das suas complicações. A hiperglicemia aumenta o stress oxidativo, o que contribui para a deterioração dos principais processos que falham durante a diabetes, a ação da insulina e a secreção de insulina. Além disso, os mecanismos antioxidantes estão diminuídos nos doentes diabéticos, o que pode aumentar ainda mais o stress oxidativo. [175]

Vários estudos têm abordado a possível participação dos antioxidantes dietéticos, como as vitaminas, na melhoria do estado diabético e no retardamento do desenvolvimento das complicações da diabetes. As vitaminas e suplementos antioxidantes podem ajudar a diminuir os marcadores indicativos de stress oxidante e peroxidação lipídica em indivíduos diabéticos.[176] A ingestão de antioxidantes dietéticos (vitamina E total, α-tocoferol, γ-tocoferol, β-tocotrienol e β-criptoxantina) foi associada a um risco reduzido de diabetes tipo 2.Os fitoquímicos com atividade antioxidante, como os ácidos cinâmicos, as cumarinas, os flavonóides, os lignanos, os monoterpenos, os fenilpropanóides, os taninos e os triterpenos, também se revelaram benéficos para proteger a diabetes ou proteger as complicações diabéticas.[177]

Num estudo aleatório, em dupla ocultação, controlado por placebo, a suplementação com vitamina E (1000 UI/dia) durante três meses em doentes com diabetes tipo 1 (n = 41) melhorou significativamente o vaso-relaxamento dependente do endotélio.[178] Noutro estudo, Beckman et al. referiram que a administração da combinação de vitamina E (800 UI/dia) e C (1000 mg/dia) durante seis meses teve um efeito positivo no vasorrelaxamento dependente do endotélio em doentes diabéticos de Tipo 1 (n = 26), mas não teve qualquer efeito na diabetes de Tipo 2 (n = 23).[179] Gaede et al referiram que a combinação de vitamina E (680 mg/dia) e C (1250 mg/dia) melhorou significativamente a função renal na diabetes de Tipo 2.[180]

Foi realizado um estudo aleatório, em dupla ocultação, controlado por placebo, para avaliar se a suplementação com vitamina E (1000 UI durante três meses) melhoraria a função vasodilatadora endotelial (FMD) e a complacência arterial sistémica (SAC) na diabetes mellitus tipo I (DM).O VEC do LDL foi aumentado em 127% após a suplementação, resultando numa redução significativa da suscetibilidade oxidativa do LDL. Foi observada uma melhoria significativa na FMD e na resposta à dose de ACh nos indivíduos que receberam a terapia com vitamina E. A suplementação oral diária a curto prazo com vitamina E melhora a FMD nos vasos de condução e de resistência de indivíduos jovens com DM tipo I.[179]

Foi testada a hipótese de que a toma de suplementos de vitamina C e E em doses farmacológicas reduz a AER em doentes diabéticos de tipo 2 com micro/macroalbuminúria persistente. Trinta doentes diabéticos de tipo 2 com AER 30300 mg/24 h foram incluídos num ensaio cruzado, aleatório e em dupla ocultação. Os doentes receberam vitamina C (1250 mg) e vitamina E (680 UI) por dia ou um placebo correspondente durante 4 semanas, com um período de eliminação de 3 semanas entre os períodos de tratamento por ordem aleatória. O tratamento combinado com vitamina C e E reduziu a AER em 19% (95% CI 634%) (p = 0,04), média geométrica 197 mg/24 h (95% CI 114-341 mg/24 h) vs. 243 mg/24 h (146-404 mg/24 h). Não foram observadas alterações na creatinina sérica, na hemoglobina A1C ou na tensão arterial. As concentrações plasmáticas em jejum de vitamina C e E aumentaram em todos os doentes durante o tratamento ativo (média de vitamina C 79,4 µmol/L (SD 27,8) vs. 41,9 µmol/L (18,4) e vitamina E 47,0 µmol/L (19,8) vs. 29,5 µmol/L (15,3), P <0,000001). Com exceção de dois doentes que iniciaram tratamento adicional para redução da pressão arterial durante o período de run-in, não ocorreram alterações na medicação, hábitos alimentares e de exercício físico ou no número de fumadores durante o estudo. O tratamento a curto prazo com vitamina C e E em doses farmacológicas reduz a AER em doentes diabéticos de tipo 2 com micro/macro-albuminúria. São necessários mais estudos a longo prazo e em grande escala sobre esta modalidade de tratamento que reduz a albuminúria.[180]

Artrite reumatoide

A artrite reumatoide é uma doença inflamatória crónica autoimune caracterizada por uma poliartrite progressiva, erosiva e crónica. A patogénese desta doença está relacionada com a formação de radicais livres no local da inflamação, o que leva à peroxidação lipídica. A diminuição da concentração de glutatião tem sido associada a danos celulares, à diminuição da imunidade e à progressão do envelhecimento.[181]

Os antioxidantes exógenos, como as vitaminas e outros nutrientes, parecem ser potenciais agentes de gestão terapêutica no tratamento da artrite reumatoide. Um estudo diferente referiu que a utilização de antioxidantes como suplementos com os medicamentos convencionais produz resultados ainda melhores, como revelado pelo aumento das concentrações totais de tióis, glutatião e vitamina C e pela diminuição das concentrações de malondialdeído.[182] Alguns ensaios clínicos referiram a utilização de vitaminas antioxidantes como uma intervenção complementar para ajudar a gerir a doença. A ingestão de certos micronutrientes antioxidantes, particularmente a β-criptoxantina e o zinco suplementar, e possivelmente dietas ricas em frutas e vegetais crucíferos, também conferem proteção contra o desenvolvimento da artrite reumatoide. Estas observações apoiam claramente a utilização de um regime medicamentoso suplementado com antioxidantes, juntamente com a terapia medicamentosa convencional, e sugerem que os antioxidantes podem ter um papel importante a desempenhar nesta doença inflamatória, uma vez que reduzem o stress oxidativo e os danos inflamatórios resultantes.[181] No entanto, poderão ser necessários mais ensaios clínicos para avaliar a segurança e a eficácia da adição de terapia antioxidante no tratamento da artrite reumatoide.[183]

Para determinar os potenciais efeitos benéficos de uma intervenção com antioxidantes nos parâmetros clínicos da AR, foi concebido um estudo piloto aberto. Este estudo-piloto aberto teve como objetivo avaliar a relevância clínica de uma intervenção antioxidante como primeiro passo na avaliação dos potenciais efeitos benéficos dos antioxidantes na artrite reumatoide. Oito doentes do sexo feminino, não fumadores, com fator reumatoide + AR e um Disease Activity Score (DAS 28) superior a 2,5 foram incluídos no estudo. Os pacientes tinham de estar a receber um tratamento estável com anti-inflamatórios não esteróides e/ou medicação de "segunda linha" durante pelo menos 3 meses. O grupo-piloto consumiu diariamente 20 g de produtos de barrar enriquecidos com antioxidantes durante um período de 10 semanas. A intervenção foi interrompida após 10 semanas e foi seguida de um período de "wash-out" de 4 semanas. Em t = 0, t = 10 semanas e t = 14 semanas, o estado dos pacientes foi avaliado através do DAS. Além disso, foram efectuadas análises laboratoriais normalizadas e foram recolhidas amostras de sangue para deteção de antioxidantes. A pasta enriquecida com antioxidantes foi bem tolerada. Todas as medidas laboratoriais da atividade inflamatória e da modificação oxidativa não sofreram alterações. No entanto, o número de articulações inchadas e dolorosas diminuiu significativamente e o estado geral de saúde aumentou significativamente, o que se reflecte numa melhoria significativa (1,6) do DAS em t = 10 semanas. O efeito antioxidante foi considerado benéfico, uma vez que, em comparação com as pontuações em t = 0, o DAS diminuiu significativamente em t = 10 semanas. O aumento do DAS (0,7) após o "período de wash-out" em t=14 confirmou uma relação causal entre as alterações do estado clínico e os antioxidantes. No entanto, estas conclusões têm de ser validadas numa população de estudo controlada mais vasta.[182]

O presente estudo foi efectuado para avaliar a ingestão de nutrientes na dieta e o estado plasmático de oxidantes/antioxidantes em doentes com AR. Os doentes com AR (n = 97) e os seus controlos correspondentes em termos de idade e sexo (n = 97) participaram neste estudo transversal de caso-controlo. A ingestão de nutrientes foi estimada através de um questionário semi-quantitativo de frequência alimentar. Vinte indivíduos de cada grupo forneceram amostras de sangue, tendo sido medidas as concentrações plasmáticas de α-tocoferol e malondiadeído (MDA). Além disso, foram medidas as actividades plasmáticas da superóxido dismutase (SOD) e da glutationa peroxidase (GPx). A ingestão média de calorias dos doentes com AR foi inferior à dos controlos saudáveis. A ingestão de gordura, vitamina A e β-caroteno, ajustada à energia, foi significativamente mais baixa nos doentes do que nos indivíduos do grupo de controlo. Os doentes com AR apresentavam uma diminuição do nível médio de α-tocoferol no plasma. A atividade da SOD e da GPx plasmáticas nos doentes era significativamente inferior à dos indivíduos do grupo de controlo. Estes resultados sugerem que uma gestão adequada da ingestão de nutrientes antioxidantes pode reduzir a produção de radicais livres e melhorar o estado antioxidante nos doentes com AR.[183]

Doenças neurodegenerativas

As doenças neurodegenerativas são um grupo heterogéneo de doenças do sistema nervoso, caracterizadas pela perda de células nervosas do cérebro e da medula espinal, o que conduz a uma perda funcional (ataxia) ou a uma disfunção sensorial (demência). O stress oxidativo induzido pelos radicais livres contribui para várias doenças neurodegenerativas, como a doença de Parkinson, a doença de Alzheimer, a esclerose múltipla, a doença de Huntington, a disfunção cognitiva nos idosos, a esquizofrenia e a discinesia tardia. A composição bioquímica neuronal é principalmente vulnerável aos ERO e provoca a peroxidação dos lípidos insaturados e a modificação oxidativa.[184]

Os polifenóis, tanto flavoides como não flavoides, provaram ser eficazes no alívio e proteção contra os mecanismos gerais das doenças neurodegenerativas em várias culturas celulares e modelos animais. No entanto, a investigação de ensaios clínicos utilizando suplementos dietéticos de polifenóis ou uma nova forma de dosagem continua a ser escassa.[185]

Num estudo caso-controlo de base populacional, examinámos se o consumo alimentar de antioxidantes e outros compostos oxidantes estava associado à DP. O consumo alimentar foi avaliado através de um questionário semi-quantitativo de frequência alimentar em 110 casos de doentes com DP e 287 indivíduos de controlo. Foi observada uma maior ingestão calórica nos doentes com DP e não variou com o aumento da duração dos sintomas. A ingestão de gordura ajustada à energia foi significativamente mais elevada nos doentes com DP do que nos indivíduos do grupo de controlo (p para tendência = 0,007). A ingestão de proteínas (p para tendência = 0,17) e de hidratos de carbono (p para tendência = 0,46) não diferiu entre os doentes e os indivíduos do grupo de controlo. A análise das fontes primárias de gordura indicou que o aumento do consumo de gorduras animais estava fortemente relacionado com a DP (odds ratio, 5,3; intervalo de confiança de 95%, 1,8-15,5; p para tendência = 0,001). Não foram observadas diferenças significativas na ingestão de vitaminas com atividade antioxidante. Um aumento no consumo de gorduras animais entre os doentes com DP é consistente com a hipótese de que o stress oxidativo e a peroxidação lipídica são importantes na patogénese desta doença. Não foi observado qualquer efeito das vitaminas com atividade antioxidante, quer provenientes de alimentos quer de suplementos.[185]

Doenças gastrointestinais

O stress oxidativo tem sido avaliado como um fator causal de quase todas as doenças gastrointestinais e tem sido tentada uma intervenção com antioxidantes, tanto dietéticos como sintéticos. No entanto, os resultados destes estudos têm sido diversos e necessitam de mais investigação epidemiológica e clínica antes de as conclusões poderem ser aplicadas de forma unânime e de a intervenção com antioxidantes ser aprovada. O trato gastrointestinal (TGI) desempenha um papel particularmente importante na geração e nos danos causados pelos radicais livres e está bem equipado com a maquinaria enzimática necessária para formar grandes quantidades de radicais de oxigénio. Estudos recentes demonstraram o envolvimento dos radicais de oxigénio após episódios activos de isquemia do intestino delgado, colite ulcerosa, úlcera gástrica, doença inflamatória intestinal, pancreatite, doenças hepáticas alcoólicas e não alcoólicas.[186]

Os efeitos protectores dos antioxidantes naturais, como as vitaminas A, C e E, foram confirmados no tratamento da úlcera gastroduodenal e do cancro gástrico. Vários estudos pré-clínicos também relataram a eficácia de vários fitoconstituintes no tratamento de perturbações do TGI, o que se deve ao seu potencial antioxidante. Um estudo realizado em 123 pacientes com cirrose alcoólica mostrou que a toma de um suplemento de adenosil metionina, um dador de metilo essencial na síntese de GSH, melhorou a sobrevivência e atrasou a necessidade de transplante hepático.[187]

Vários antioxidantes naturais foram considerados benéficos no tratamento de doenças hepáticas gordas não alcoólicas, doenças hepáticas virais e insuficiência hepática aguda. Várias investigações relataram um aumento do stress oxidativo e um baixo nível de antioxidantes em doentes com pancreatite crónica.[186] O ensaio clínico também relatou a melhoria significativa da qualidade de vida e a redução da dor devido à suplementação combinada de antioxidantes em doentes com pancreatite crónica, pelo que se acredita que, nestas condições, a suplementação com antioxidantes pode quebrar o ciclo vicioso e ajudar a travar a progressão da doença.[188]

Foi realizado um ensaio aleatório, em dupla ocultação, em 123 doentes tratados com AdoMet (1200 mg/dia, por via oral) ou placebo durante 2 anos. Todos os doentes tinham cirrose alcoólica, e a confirmação histológica do diagnóstico estava disponível em 84% dos casos. Setenta e cinco doentes pertenciam à classe A de Child, 40 à classe B e 8 à classe C. Sessenta e dois doentes receberam AdoMet e 61 receberam placebo. Aquando da inclusão no ensaio, não foram observadas diferenças significativas entre os dois grupos no que diz respeito ao sexo, idade, episódios anteriores de complicações importantes da cirrose, classificação de Child e testes de função hepática. A mortalidade global/transplante hepático no final do ensaio diminuiu de 30% no grupo do placebo para 16% no grupo do AdoMet, embora a diferença não tenha sido estatisticamente significativa (p = 0,077). Quando os doentes da classe Child C foram excluídos da análise, a mortalidade global/transplante hepático foi significativamente maior no grupo placebo do que no grupo AdoMet (29% vs. 12%, p = 0,025), e as diferenças entre os dois grupos nas curvas de sobrevivência a 2 anos (definidas como o tempo até à morte ou transplante hepático) também foram estatisticamente significativas (p = 0,046). Os presentes resultados indicam que o tratamento a longo prazo com AdoMet pode melhorar a sobrevivência ou atrasar o transplante hepático em doentes com cirrose hepática alcoólica, especialmente naqueles com doença hepática menos avançada.[187]

Distúrbios renais

O sistema renal também é suscetível a danos induzidos por ROS e a relação entre o stress oxidativo e a doença renal está bem estabelecida. O stress oxidativo da insuficiência renal crónica pode ser considerado como uma causa potencialmente importante de morbilidade e mortalidade dos doentes.[189]

O ácido ascórbico é o antioxidante mais proeminente, exercendo efeitos benéficos através da inibição da peroxidação lipídica e da redução da disfunção endotelial. Embora a deficiência de vitamina C possa ser observada em doentes com insuficiência renal crónica, a sua administração nestes doentes requer deliberação; porque a ingestão excessiva de vitamina C nos alimentos ou como suplemento pode levar a níveis séricos excessivos, resultando em hiperoxalémia que pode contribuir para a doença vascular em doentes uraémicos.[190]

O selénio é um cofator da GPx e a sua deficiência é responsável pela redução da atividade desta enzima, resultando num aumento do stress oxidativo induzido por doenças como a proteinúria e a esclerose glomerular.[191] A suplementação com selénio e vitamina E revelou-se eficaz na proteinúria em ratos. O suplemento de vitamina E também se revelou benéfico para abrandar a taxa de declínio da função renal na insuficiência renal crónica.[190]

Um estudo foi concebido para examinar as propriedades antioxidantes do HDL em doentes com DRC. No total, foram estudados 32 doentes estáveis dependentes de hemodiálise e 13 controlos com a mesma idade. A HDL foi isolada e utilizada para a determinação da atividade antioxidante in vitro. Além disso, foram medidos os níveis plasmáticos dos principais componentes da HDL, nomeadamente a paraoxonase (PON), a glutationa peroxidase (GPX), a acetil-hidrolase do fator de ativação plaquetária (PAF-AH), a lecitina colesterol aciltransferase (LCAT) e a apolipoproteína A-f (ApoA-I). Os doentes com doença renal em fase terminal (ESRD) apresentaram reduções significativas das concentrações de colesterol HDL, ApoA-f (-41%), GPX (50%) e LCAT (-60%) e uma diminuição das actividades da PON (-30%) e da GPX (50%). Estes resultados foram acompanhados por uma redução acentuada da atividade antioxidante do HDL (-127%), que não foi afetada pelo procedimento de hemodiálise. Assim, para além da diminuição da concentração plasmática de HDL, a composição e a atividade antioxidante do HDL estão alteradas na DRC; estes eventos podem contribuir para um risco acrescido de aterosclerose.[192]

Doenças pulmonares

Os poluentes atmosféricos, como o ozono e o tabagismo, as infecções e outros alergénios aumentam a produção de radicais livres e amplificam o risco de doenças pulmonares. Foi demonstrado que os ERO estão associados à patogénese da asma e à lesão pulmonar, causando danos oxidativos directos às células epiteliais e à descamação celular. Os ERO também evocam a hiper-reatividade brônquica e estimulam diretamente a libertação de histamina dos mastócitos e a secreção de muco das células epiteliais das vias respiratórias.[193]

Num estudo separado, foi relatada a eficácia da terapia antioxidante no tratamento da asma e da DPOC. A administração de vitamina E, vitamina C, combinação de vitamina E e C, selénio, zinco e óleo de alho, para além do seu tratamento clássico da asma, mostrou um efeito benéfico e reduziu o número de ataques diários. [194]Outro estudo de caso-controlo mostrou que a asma sintomática em adultos está associada a uma baixa ingestão alimentar de fruta, dos nutrientes antioxidantes vitamina C e manganês, e a baixos níveis de vitamina C no plasma. A ingestão de antioxidantes na dieta também se revelou benéfica no controlo da asma. [195]

Foi realizado um estudo de caso-controlo em 515 adultos com asma diagnosticada pelo médico e 515 controlos correspondentes, utilizando dados dietéticos obtidos a partir de diários alimentares de 7 dias. Os casos eram semelhantes aos controlos em termos de idade, sexo, classe social e consumo diário de energia, mas tinham uma mediana de consumo de fruta mais baixa. 51,5% da população referiu um consumo nulo de citrinos; relativamente a estes indivíduos, as pessoas que consumiam >46,3 g/dia tinham um risco reduzido de asma diagnosticada e sintomática. Na análise dos nutrientes, a vitamina C e o manganês da dieta foram inversa e independentemente associados à asma sintomática (OR ajustado por aumento de quintil 0,88 (IC 95% 0,77 a 1,00) para a vitamina C e 0,85 (IC 95% 0,74 a 0,98) para o manganês), mas apenas o manganês foi independentemente associado à asma diagnosticada (OR 0,86 (IC 95% 0,77 a 0,95)). Os níveis plasmáticos ajustados de vitamina C foram significativamente mais baixos nos casos sintomáticos do que nos controlos A asma sintomática em adultos está associada a um baixo consumo alimentar de fruta, dos nutrientes antioxidantes vitamina C e manganês, e a baixos níveis plasmáticos de vitamina C. Estes resultados sugerem que a alimentação pode ser um fator de risco potencialmente modificável para o desenvolvimento da asma.[196]

Distúrbios oculares

O olho é o órgão mais suscetível aos danos oxidativos causados pela luz, toxinas (fumo), oxigénio atmosférico e abrasão. O stress oxidativo é reconhecido como uma causa importante de várias doenças oculares, como as cataratas, o glaucoma e a degenerescência macular. Os ultravioletas aumentam a produção de ERO, a conversão desta energia luminosa num impulso nervoso pelos fotorreceptores gera mais radicais livres, como o peróxido de hidrogénio, o superóxido e os radicais hidroxilo.[197]

Os antioxidantes são considerados benéficos para o tratamento de doenças oculares. A vitamina E encontra-se nas lentes humanas e estudos experimentais demonstraram que a vitamina E é capaz de inverter a formação de cataratas.[198] O retinol também se encontra nas lentes humanas, mas os resultados de estudos epidemiológicos são controversos. Pensa-se também que os carotenóides desempenham um papel no tratamento da catarata. Diferentes carotenóides, como o betacaroteno, o alfa-caroteno, a betacriptoxantina, o licopeno, a zeaxantina e a luteína, podem conferir um efeito benéfico nessas condições. Num estudo de coorte de base populacional, a ingestão de uma maior quantidade de luteína e zeaxantina na dieta reduziu o risco de degenerescência macular relacionada com a idade a longo prazo.[199] Experiências em animais mostraram evidências de um papel protetor do selénio na formação de cataratas.

Infertilidade e gravidez

Os radicais livres podem atuar como moléculas sinalizadoras fundamentais que modulam várias funções reprodutivas e podem influenciar os ovócitos, os espermatozóides e os embriões nos seus microambientes, por exemplo, o fluido folicular, o fluido hidrossalpinge e o fluido peritoneal. Estes microambientes têm uma influência direta na superioridade dos oócitos, na interação espermatozoide-oócito, na implantação e no desenvolvimento embrionário precoce. O stress oxidativo tem sido implicado na infertilidade masculina e feminina.[200] O tratamento com antioxidantes tem um efeito benéfico tanto nos homens como nas mulheres para induzir uma gravidez normal. Os suplementos de antioxidantes desempenham um papel vital e ajudam os antioxidantes enzimáticos endógenos a atuar, anulando o stress oxidativo.[201]

Diferentes investigações mostraram que os antioxidantes endógenos e exógenos, como a SOD, CAT, glutationa, vitamina E, vitamina C, N-acetilcisteína, albumina, taurina e hipotaurina, previnem a mortalidade dos espermatozóides e a N-acetilcisteína e a coenzima Q10 aumentam a motilidade dos espermatozóides, reduzindo o stress oxidativo. Estudos revelaram que a suplementação oral com coenzima Q10 melhorou a taxa de fertilização.[202] Outro estudo em humanos sugere que um maior consumo de antioxidantes está associado a um maior número de espermatozóides e à sua motilidade e, em certa medida, pode atenuar o impacto da idade na motilidade dos espermatozóides em voluntários saudáveis e não fumadores.[201]

A procura de defesa antioxidante enzimática aumenta nos embriões e nos oócitos e nos seus microambientes de fluido tubário e folicular durante a gravidez, e vários estudos também relataram a ligação de uma diminuição significativa do nível de antioxidantes (como a SOD, a vitamina E, a β-carotina, etc.) está associada ao aborto espontâneo e ao aborto. As vitaminas C e E podem desempenhar um papel fundamental na compensação da explosão oxidativa durante o início da gravidez e reduzir o risco de perda da gravidez.[202]

Noventa e sete homens saudáveis, não fumadores, forneceram sémen e foram entrevistados. O consumo médio diário de nutrientes provenientes de alimentos e suplementos foi obtido a partir de um questionário de frequência alimentar auto-administrado. Os níveis de ingestão foram resumidos em baixo, moderado e alto. Foram medidos o volume de sémen, a concentração de espermatozóides, a contagem total de espermatozóides, a motilidade, a motilidade progressiva e a contagem total de espermatozóides progressivamente móveis (TPMS). O estudo revelou que um consumo elevado de antioxidantes estava associado a uma melhor qualidade do sémen, mas, em quase todos os casos, não existia uma relação clara entre a dose e a qualidade do sémen, uma vez que os grupos de consumo moderado apresentavam a pior qualidade do sémen. Por exemplo, foram observadas associações positivas entre a ingestão de vitamina C e o número de espermatozóides, como refletido na contagem média mais elevada (P 5 0,04), concentração (P 5 0,05) e TPMS (P 5 0,09); entre a ingestão de vitamina E e a motilidade progressiva (P 5 0,04) e TPMS (P 5 0,05); e entre a ingestão de b-caroteno e a concentração de espermatozóides (P 5 0,06) e motilidade progressiva (P 5 0,06). A ingestão de folato e zinco não foi associada a uma melhor qualidade do sémen. Numa amostra de conveniência de homens saudáveis não fumadores de um ambiente não clínico, uma maior ingestão de antioxidantes foi associada a um maior número de espermatozóides e motilidade.

Envelhecimento

O envelhecimento é um processo inevitável que pode ser definido como um declínio progressivo das funções fisiológicas de um organismo após a fase reprodutiva da vida. Embora a taxa de envelhecimento dependa da nutrição e do stress oxidativo, o stress oxidativo é responsável por danos em diferentes componentes celulares e acredita-se que seja um dos principais componentes das doenças relacionadas com a idade. Foram propostas duas teorias principais sobre o processo de envelhecimento: a teoria genética e as teorias de acumulação de danos que envolvem a teoria dos radicais livres, a teoria da glicação, a teoria da catástrofe de erros, a teoria das membranas, a teoria da entropia e outras.[203]

Também foi referido que a vitamina C teve alguns efeitos no prolongamento da vida e que a vitamina E produziu um aumento marginal na esperança média de vida, sem influência na esperança máxima de vida.[204] O tratamento com alguns antioxidantes, como o ácido ascórbico, tocoferóis e polifenóis, carotenóides, coenzima Q10, ergo tioneína, pode ser eficaz para aumentar a resistência ao stress oxidativo e prevenir/melhorar o envelhecimento da pele.[205]

A implicação do stress oxidativo na etiologia de várias doenças crónicas e degenerativas sugere que a terapia antioxidante representa uma via promissora de tratamento. Estas implicações podem também ser observadas na cavidade oral sob a forma de doenças periodontais, cancro oral, etc.

Antioxidantes nos sistemas medicinais tradicionais[206,207]

Ao longo dos séculos, os seres humanos têm dependido das plantas para satisfazer necessidades básicas como a alimentação, o vestuário, o abrigo e a medicina. Os medicamentos tradicionais ou medicamentos populares em todo o mundo são a síntese da experiência terapêutica de gerações de médicos praticantes de sistemas de medicina indígenas. A medicina tradicional indiana, chinesa, egípcia, grega, romana e síria inclui sistemas medicinais muito antigos e reputados que utilizam substâncias naturais derivadas principalmente de plantas para o tratamento de diferentes doenças. Desde tempos remotos, as pessoas tomam, consciente ou inconscientemente, diferentes frutos, vegetais, alimentos ou medicamentos de origem vegetal, animal e mineral que contêm constituintes antioxidantes e são responsáveis por vários benefícios para a saúde. A medicina tradicional ou complementar trata o corpo como um organismo holístico com processos dinâmicos que mantêm o equilíbrio do corpo e nos mantêm saudáveis. Numa escala global, há um reconhecimento substancial e justificável dos muitos benefícios da medicina ortodoxa. Muitos compostos de fontes naturais têm sido utilizados como medicamentos, quer na sua forma original quer semi-sintética. Em diferentes sistemas medicinais tradicionais, as plantas são o principal componente para tratar doenças e, consequentemente, muitas plantas, frutos e legumes são utilizados para manter o corpo saudável. Na era moderna, ao explorar as diferentes acções farmacológicas da medicina tradicional, o isolamento de fitoconstituintes é o principal interesse da investigação. Muitos estudos de investigação identificaram a atividade antioxidante de uma vasta gama de plantas em muitos sistemas medicinais tradicionais. Estes são apenas alguns dos exemplos de plantas que possuem atividade antioxidante, muitas mais plantas foram analisadas quanto à sua atividade antioxidante e ainda há muitas plantas que precisam de ser analisadas. Estas plantas são utilizadas em diferentes sistemas de cuidados de saúde para tratar diferentes doenças ou são utilizadas como vegetais, ou diferentes partes das plantas são comestíveis como frutos para salada e utilizadas regularmente pelas pessoas.

ANTIOXIDANTES E SAÚDE ORAL

Hoje em dia, o mundo inteiro assiste a um aumento das complicações crónicas de saúde. As dietas ricas em frutos e legumes exercem um efeito protetor contra uma série de doenças. Os principais nutrientes que se pensa proporcionarem a proteção conferida pelos frutos e legumes são os[ii] AntioxidantesTM Mais recentemente, os fabricantes e distribuidores de produtos dentários incorporaram suplementos de antioxidantes em pastas dentífricas, colutórios/enxaguamentos bucais, pastilhas, géis e dentífricos com flúor, sprays orais, ambientadores e outros produtos dentários para o controlo de doenças gengivais e periodontais. Os antioxidantes tópicos também podem ter um efeito nas células orais.

A saliva é um fluido heterogéneo rico em compostos antioxidantes. Uma vez que a boca é a primeira entrada do corpo para os alimentos, bebidas e inalantes, a saliva é o primeiro meio para esses materiais ambientais. Foi demonstrado que a saliva inclui muitos mecanismos de defesa, como a IgA secretora e o sistema de defesa enzimático proteico, a histatina, a lisosina e a lactoferrina. Pelo contrário, atualmente, é conhecido outro mecanismo de defesa salivar designado por sistema antioxidante salivar (incluindo ácido úrico, superóxido dismutase, catalase e glutatião perioxidase). O ácido úrico é o principal componente do sistema antioxidante salivar, constituindo 70% da capacidade antioxidante total.

DOENÇAS PERIODONTAIS

A presença de infiltrado inflamatório é uma caraterística constante na doença periodontal. Sabe-se que estas células libertam muitos radicais livres, pelo que é normal assumir que estes metabolitos estão envolvidos na patogénese da doença. Os radicais livres e as espécies reactivas de oxigénio (ROS) são responsáveis pela resposta inflamatória. Os agentes patogénicos periodontais podem induzir a produção excessiva de ROS e, assim, causar a degradação do colagénio e dos tecidos periodontais. Quando as ROS são eliminadas por antioxidantes, a degradação do colagénio pode ser minimizada. Sabe-se que existem relações significativas entre o estado oxidante e o estado periodontal e que o stress oxidativo pode desempenhar um papel importante na patologia da periodontite.[208]

Os antioxidantes alteram a evolução dos problemas orais, como a periodontite e a gengivite, comprometendo a capacidade antioxidante do fluido crevicular e do plasma. Um dos factores condicionantes da gengivite é a deficiência de ácido ascórbico. Por isso, o apoio antioxidante é preferível contra as doenças periodontais.[209]

Os óleos vegetais e os legumes de folha verde podem quebrar as reacções em cadeia dos radicais livres, podendo assim contribuir para reduzir a inflamação periodontal. Os flavonóides adquiridos a partir de antioxidantes podem possuir propriedades anti-inflamatórias que reduzem a expressão de moléculas inflamatórias em guerreiros do sistema imunitário, como os monócitos, nos tecidos conjuntivos gengivais.[210]

Além disso, a fração de arando pode prevenir a formação de biofilme por Phorphyromonas Gingivalis, que é um dos principais agentes patogénicos da periodontite crónica.[211] Carvalho et al. afirmaram que a vitamina E tem um potencial para reduzir os danos oxidativos na periodontite experimental, mas não previne a perda óssea alveolar e pode causar ansiedade.[212]

Níveis baixos de vitaminas A e C, β-caroteno e β-citoxantina também aumentaram significativamente o risco de doença gengival. Níveis baixos da maioria dos antioxidantes são um fator de risco para a doença e infeção periodontal. Os radicais livres são libertados como resultado da eliminação e morte das bactérias. O tecido periodontal depende de antioxidantes naturais para superar este stress oxidativo e manter a homeostase. Quando os antioxidantes estão empobrecidos, a capacidade do tecido gengival para ultrapassar o stress oxidativo, manter o tecido normal e controlar os danos bacterianos parece estar comprometida.[213] aumento da produção de espécies oxidativas reactivas (ROS) exige uma necessidade elevada de zinco, cobre e selénio, nutrientes que estão envolvidos nas defesas antioxidantes. A glutationa sistémica (GSH) diminui com a inflamação. As funções da GSH incluem a defesa antioxidante e a regulação imunitária.[214] As vitaminas fosfato de piridoxal (B6) e riboflavina (B2) são importantes para manter o estado da GSH.[215] O selénio tem importantes funções de oxidação-redução e as enzimas GSH dependentes do selénio estão envolvidas na transformação de hidroperóxidos de lípidos e fosfolípidos em produtos inofensivos, neutralizando o processo inflamatório a nível celular. Por conseguinte, as vitaminas B2, B6, cobre, zinco e selénio são necessárias para manter o glutatião sistémico e as enzimas GSH dependentes do selénio para a defesa antioxidante, a regulação imunitária e a neutralização do processo inflamatório a nível celular.[216]

Os micronutrientes - beta-caroteno e vitaminas A, C e E - podem ser depletados durante a inflamação.[217,218] Como as mitocôndrias (a casa de força da célula) produzem energia, libertam ROS dentro da célula. Num estudo de Sagan et al, sugeriu-se que a vitamina C dietética entra nas mitocôndrias e protege contra lesões oxidativas.[219] Estas vitaminas apoiam as funções imunitárias e estão envolvidas na manutenção da integridade estrutural e funcional dos tecidos epiteliais e dos parâmetros fisiológicos ou metabólicos relevantes para a saúde periodontal.[220]

Thomas Biju, MadaniShabeer M, Ramesh Amitha, Prasad Rajendra B, KumariSuchethn realizaram um estudo de intervenção simples e cego com 75 indivíduos para estimar e comparar os níveis de superóxido dismutase (SOD) e glutatião (GSH) no soro de periodontite, gengivite e indivíduos saudáveis antes e depois da terapia periodontal não cirúrgica. Foram incluídos ambos os sexos e divididos em três grupos de 25 pacientes cada. Os pacientes foram categorizados em periodontite crónica, gengivite e saudáveis. A gravidade da inflamação foi avaliada através do índice gengival e da profundidade de sondagem da bolsa. Foi efectuada uma análise bioquímica para estimar os níveis de SOD e GSH antes e depois da terapia periodontal não cirúrgica. Os resultados obtidos foram depois analisados estatisticamente utilizando o teste ANOVA e o *teste t* emparelhado. Os resultados mostraram um nível mais elevado de SOD e GSH no soro do grupo saudável em comparação com os outros grupos. A diferença foi considerada estatisticamente significativa. Os níveis de SOD pós-tratamento foram estatisticamente mais elevados do que os níveis pré-tratamento no grupo da periodontite e da gengivite.[57]

Este estudo investiga os níveis de atividade da superóxido dismutase (SOD) no soro e na saliva de pacientes com periodontite crónica (PC). Além disso, o resultado da destartarização e alisamento radicular (SRP) com e sem suplementação de vitamina E é avaliado em termos de alterações nos parâmetros peri-odontais e na atividade da SOD em pacientes com PC. A atividade sérica e salivar da SOD em 38 pacientes com PC foi comparada com a de 22 indivíduos sistemicamente e periodontalmente saudáveis (grupo de controlo). No exame periodontal, foram obtidas amostras de soro e saliva. Os pacientes com PC foram divididos aleatoriamente nos grupos de tratamento 1 (TG-I) e 2 (TG-2). A SRP foi efectuada em ambos os grupos, e o TG-2 também recebeu 200 mg (300 UI) de vitamina E em dias alternados. Os parâmetros periodontais e a atividade da SOD foram avaliados após 3 meses. A atividade da SOD foi determinada utilizando um ensaio de SOD e um leitor de ensaio de imunoabsorção enzimática a 450 nm. A atividade da SOD no soro (P<0,05) e na saliva (P<0,001) foi inferior nos doentes com PC em comparação com os controlos. Após 3 meses de acompanhamento, a atividade da SOD melhorou em ambos os grupos de tratamento; no entanto, a melhoria no TG-2 foi maior do que no TG-1, juntamente com uma maior melhoria nos parâmetros periodontais. Os níveis séricos de SOD no TG-2 aumentaram mesmo acima do nível do grupo de controlo. Os autores concluíram que os níveis sistémicos e locais de SOD estão reduzidos na PC. A suplementação adjunta com vitamina E melhora a cicatrização periodontal, bem como a defesa antioxidante.[59]

O estudo foi realizado por Chung JH, Kim YS, Noh Lee YM ,Chang SW e Kim, EC em 2014 para investigar os efeitos e o possível mecanismo subjacente da Deferoxamina na diferenciação osteoblástica de células do ligamento periodontal humano. O efeito da Deferoxamina na diferenciação dos osteoblastos foi determinado pela intensidade da coloração dos depósitos de cálcio com vermelho de Alizarina e pela análise RT-PCR da expressão de marcadores osteoblásticos. As vias de transdução de sinal foram analisadas por western blotting. A deferoxamina aumentou a diferenciação osteogénica de uma forma dependente da concentração através da expressão do ARNm para marcadores de diferenciação e formação de nódulos de cálcio. A exposição de células do ligamento periodontal humano à Deferoxamina resultou num aumento da produção de espécies reactivas de oxigénio e nos níveis da proteína do fator nuclear eritroide 2 relacionado com extracções nucleares, bem como num aumento dependente da dose na expressão de genes alvo do fator nuclear eritroide 2 relacionado com o fator, incluindo glutatião, glutatião S-transferase, γ-glutamil cisteinilgase, glutatião redutase e glutatião peroxidase. O estudo concluiu que a Deferoxamina não tóxica promove a diferenciação osteoblástica das células do ligamento periodontal humano através da modulação da via antioxidante mediada pelo fator nuclear eritroide 2.[69]

Foi realizado um estudo por S. Lakshmi Sree, S. Sethupathy em 2012 para avaliar o stress oxidativo e o estado antioxidante presentes no tecido gengival e no plasma de pacientes com periodontite crónica e para avaliar a propriedade antioxidante da taurina. O estado periodontal em 10 pacientes com periodontite crónica foi avaliado em termos de índice gengival, índice de placa, profundidade da bolsa de sondagem e nível de fixação clínica antes e depois da administração oral de taurina (500 mg O.D.) durante 15 dias. O stress oxidativo presente no tecido gengival e no sangue (através da medição da substância reactiva do ácido tiobarbitúrico) e os antioxidantes, nomeadamente a glutationa peroxidase e a glutationa reduzida, foram estimados antes e depois da administração de taurina. As alterações dos parâmetros clínicos foram igualmente reavaliadas após a administração de taurina. As comparações estatísticas foram efectuadas utilizando o *teste t* de Student. Um nível de $P < 0,05$ foi considerado estatisticamente significativo. Resultados: Os níveis da substância reactiva do ácido tiobarbitúrico no plasma e no tecido gengival mostraram uma redução significativa ($P < 0,001$) após a administração de taurina. A enzima antioxidante glutationa peroxidase apresentou uma redução significativa após a administração de taurina ($P < 0,001$), enquanto a glutationa aumentou significativamente ($P < 0,001$)

após a administração de taurina. A melhoria do estado periodontal após a administração de taurina também foi estatisticamente significativa. Com base nas avaliações bioquímicas e clínicas, a taurina parece exercer um papel protetor contra o stress oxidativo no tratamento de pacientes com periodontite crónica.[70]

Um estudo foi conduzido por Savita, A. M.; Sarun, E.; Arora, Shivli; Krishnan, Swathi. para avaliar e comparar o nível de glutatião e o equilíbrio redox (rácio GSH: GSSG) no FGC de pacientes com periodontite crónica, controlos periodontalmente saudáveis e também para avaliar o efeito da terapia periodontal não cirúrgica no nível de glutatião e equilíbrio redox durante a visita pós-operatória de 3 meses em 2015. Foram recolhidas amostras de base do GCF de 20 pacientes com periodontite crónica e 20 indivíduos periodontalmente saudáveis para a estimativa dos níveis de GSH e GSSG. Os pacientes com periodontite foram chamados 3 meses após a terapia periodontal não cirúrgica para reamostrar o GCF. Os níveis de GSH e GSSG foram medidos por cromatografia líquida de alta eficiência. Os valores foram analisados estatisticamente pelo teste t emparelhado. Verificou-se que os valores médios de GSH e GSSG no FGC eram significativamente mais baixos nos doentes com periodontite antes e 3 meses após a terapia periodontal não cirúrgica, em comparação com os valores dos indivíduos do grupo de controlo. Além disso, a terapia não cirúrgica bem sucedida, apesar de conduzir a uma melhoria significativa nos níveis de GSH e GSSG, não restaura a concentração de glutatião para os níveis observados em indivíduos saudáveis. Os autores concluíram que uma terapia periodontal não cirúrgica bem sucedida leva a uma melhoria significativa no equilíbrio redox (rácio GSH: GSSG) em pacientes com periodontite crónica.[71]

Sreeram, Meenakshi, Suryakar, Adinath Narayan; Dani, NitinHemchandra, realizaram um estudo transversal que envolveu 300 pessoas, das quais 150 eram casos e 150 eram controlos, para avaliar a eficácia da gama-glutamiltransferase (GGT) como biomarcador de OS em periodontite, juntamente com outros biomarcadores utilizados por rotina em 2015. Os candidatos inscritos eram doentes que visitaram o OPD do MGVs Dental College and Hospital, Nasik, Índia, entre janeiro de 2011 e dezembro de 2012. Amostras de soro de pacientes com periodontite e controlos foram analisadas para malondialdeído, superóxido dismutase (SOD), glutationa peroxidase (GPx), ácido úrico e GGT.

A análise foi efectuada utilizando o teste t de Student. Verificou-se que os valores de malondialdeído eram significativamente mais elevados nos casos, enquanto os níveis de SOD, GPx e ácido úrico eram inferiores aos dos controlos. Os níveis de GGT eram significativamente mais elevados nos casos em comparação com os controlos. Os autores concluíram que a GGT pode ser utilizada como um marcador barato, rápido, fácil e preciso para medir a OS.[72]

Abdolsamadi et al realizaram um estudo em 2013 para examinar as possíveis ligações entre os níveis de melatonina salivar e a diabetes de tipo II e as doenças periodontais. Foi estudado um total de 30 pacientes diabéticos de tipo II, 30 pacientes com doenças periodontais, 30 pacientes diabéticos de tipo II com doença periodontal e 30 controlos com idade e IMC. O estado periodontal foi avaliado pelo Índice Periodontal Comunitário (CPI). Os níveis de melatonina salivar foram determinados por um kit comercial de ensaio imunoenzimático (ELISA). A média do nível de melatonina salivar foi significativamente mais baixa em pacientes com periodontite ou diabetes, em comparação com indivíduos saudáveis. A concentração de melatonina salivar diminuiu nos doentes diabéticos de tipo II e nos doentes com periodontite, e depois diminuiu atingindo os níveis mais baixos nos doentes diabéticos de tipo II com doença periodontal. Concluiu-se que o nível salivar de melatonina tem um papel importante na patogénese da diabetes e das doenças periodontais.[80] Cutando et al realizaram um estudo para comparar o grau de doença periodontal e os níveis de interleucina-2 com as concentrações de melatonina no plasma e na saliva de pacientes diabéticos. Foi estudado um total de 43 doentes diabéticos e 20 controlos com idade e sexo equivalentes. O estado periodontal foi avaliado pelo Índice Periodontal Comunitário (CPI). Os níveis de melatonina plasmática e salivar foram determinados por radioimunoensaios comerciais específicos, e a interleucina-2 plasmática foi medida utilizando um kit comercial de ensaio imunoenzimático. As concentrações de melatonina no plasma e na saliva mostraram uma resposta bifásica nos doentes diabéticos. A melatonina diminuiu em pacientes com um índice IPC de 2, e depois aumentou, atingindo os níveis mais elevados em pacientes com um índice IPC de 4. Em contraste, os níveis de interleucina-2 diminuíram do índice IPC de 1 para 4. O resultado do estudo indicou que, em pacientes diabéticos, a presença de um comprometimento acentuado do estado oral, tal como avaliado pelo índice IPC, é acompanhada por um aumento da melatonina plasmática e salivar e este aumento na excreção de melatonina salivar pode ter um papel protetor periodontal.[81]

Um estudo realizado por Balaji et al em 5 indivíduos saudáveis e 15 doentes com periodontite crónica foi recrutado para este estudo piloto para medir os níveis gengivais, plasmáticos e salivares de melatonina em indivíduos periodontais saudáveis e doentes com periodontite crónica. O ensaio da melatonina foi efectuado com um kit ELISA disponível no mercado. Não foi encontrada qualquer diferença estatisticamente significativa nos níveis médios de melatonina entre indivíduos saudáveis e doentes com periodontite crónica nas amostras de saliva e plasma, enquanto que nas amostras de tecido gengival, os níveis de melatonina estavam significativamente reduzidos nos doentes com periodontite crónica em comparação com os indivíduos saudáveis. Este estudo demonstrou que a presença de melatonina estava diminuída nos tecidos gengivais dos doentes com periodontite crónica.[82]

Um estudo de coorte prospetivo e de painel fechado sobre envelhecimento e saúde oral em homens adultos foi usado para avaliar se a ingestão de café está associada à doença periodontal em homens adultos por Nathan et al em 2014. Os participantes incluíram os 1.152 homens dentados no Estudo Longitudinal Dental dos Assuntos dos Veteranos (VA) que se apresentaram para exames médicos e dentários abrangentes de 1968 a 1998. A idade média na linha de base era de 48 anos; os homens foram seguidos por até 30 anos. Os participantes não são pacientes do VA; em vez disso, recebem os seus cuidados médicos e dentários no sector privado. O estado periodontal foi avaliado pela profundidade de sondagem (PD), hemorragia à sondagem e perda óssea alveolar radiográfica (ABL), medida em radiografias periapicais intra-orais com um método de régua de Schei modificado. A doença periodontal moderada a grave foi definida como o número cumulativo de dentes que exibiam PD ≥ 4 mm ou ABL $\geq 40\%$. A ingestão de café foi obtida a partir de auto-relatos dos participantes usando o Cornell Medical Index e questionários de frequência alimentar. Modelos lineares generalizados multivariados de medidas repetidas estimaram o número médio de dentes com doença moderada a grave em cada exame por nível de consumo de café. Os autores constataram que um maior consumo de café estava associado a uma pequena mas significativa redução do número de dentes com perda óssea periodontal. Não foram encontradas evidências de que o consumo de café fosse prejudicial à saúde periodontal. O estudo concluiu que o consumo de café pode ser protetor contra a perda óssea periodontal em homens adultos.[87]

Linden GJ, McClean KM, Woodside JV, Patterson CC, Evans A, Young IS, Kee F realizaram um estudo em 2009 para investigar a associação entre a saúde periodontal e os níveis séricos de vários antioxidantes, incluindo carotenóides, retinol e vitamina E, num grupo homogéneo de homens da Europa Ocidental. Foi examinada uma amostra representativa de 1258 homens com idades compreendidas entre os 60 e os 70 anos, provenientes da população da Irlanda do Norte, e cada participante tinha seis ou mais dentes, preencheu um questionário e foi submetido a um exame clínico periodontal. Os níveis séricos de antioxidantes solúveis em lípidos foram medidos por cromatografia líquida de alta eficiência com deteção por matriz de díodos. A análise multivariável foi efectuada utilizando regressão logística com ajustamento para possíveis factores de confusão. Os modelos foram construídos utilizando duas medidas do estado periodontal (periodontite de baixo e alto limiar) como variáveis dependentes e os quintos de cada antioxidante como variável preditora. Os níveis de a- e b-caroteno, b-criptoxantina e zeaxantina foram significativamente mais baixos nos homens com periodontite de baixo limiar. Estes carotenóides eram também significativamente mais baixos nos homens com periodontite de limiar elevado. Não se registaram diferenças significativas nos níveis de luteína, licopeno, a- e g-tocoferol ou retinol em relação à periodontite. Em modelos totalmente ajustados, verificou-se uma relação inversa entre alguns carotenóides (a- e b-caroteno e b-criptoxantina) e a periodontite de baixo limiar. O b-caroteno e a b-criptoxantina foram os únicos antioxidantes associados a um risco acrescido de periodontite grave de alto limiar. Concluiu-se que os baixos níveis séricos de vários carotenóides, em particular a b-criptoxantina e o b-caroteno, estavam associados a uma maior prevalência de periodontite neste grupo homogéneo de homens da Europa Ocidental com 60-70 anos de idade.[85]

Iwasaki M, Moynihan P, Manz MC, Taylor GW, Yoshihara A, Muramatsu K, Watanabe R, Miyazaki H na cidade de Nigata (Japão) efectuaram um estudo de coorte retrospetivo, com um seguimento de 2 anos (2003-2005), para investigar a relação longitudinal entre a ingestão de antioxidantes alimentares e a doença periodontal em idosos japoneses residentes na comunidade. Os indivíduos dentados com 75 anos de idade em 2003, para os quais existiam dados disponíveis, foram incluídos nas análises (264). A ingestão de antioxidantes alimentares (vitamina C, vitamina E, α-caroteno e β-caroteno) foi avaliada com um QFA validado. Os participantes foram classificados por tercil de ingestão de antioxidantes. O estado periodontal da boca inteira, medido como o nível de fixação clínica, foi registado nos exames de base e de acompanhamento. A progressão da doença periodontal foi considerada como uma perda de inserção de 3 mm ou mais durante o período do estudo no local interproximal para cada dente. Finalmente, o número de dentes com progressão da doença periodontal por pessoa foi calculado e utilizado como resultado. Foi efectuada uma análise de regressão de Poisson, com os antioxidantes da dieta como exposição principal, para estimar a sua influência no número de dentes com progressão da doença periodontal. Um maior consumo de antioxidantes dietéticos foi inversamente associado ao número de dentes com progressão da doença periodontal, controlando para outras variáveis. Os resultados do estudo sugerem que uma maior ingestão de antioxidantes pode atenuar a doença periodontal em idosos japoneses que vivem na comunidade.[91]

Foi realizado um estudo aleatório, duplamente cego, paralelo, de boca dividida para comparar o efeito do licopeno administrado por via sistémica como monoterapia e como adjuvante da destartarização e alisamento radicular em pacientes com gengivite. Foram envolvidos 20 pacientes sistemicamente saudáveis que apresentavam sinais clínicos de gengivite. O índice de hemorragia (SBI) e as medidas não invasivas da placa bacteriana (PI) e da gengivite (GI) foram avaliados no início, 1 e 2 semanas. Todos os grupos de tratamento demonstraram reduções estatisticamente significativas no IG, SBI e PI. O tratamento com OP-licopeno resultou numa diminuição estatisticamente significativa do IG quando comparado com OP-placebo (p < 0,05) e não OP-placebo (p < 0,01). Os resultados apresentados no estudo sugerem que o licopeno é muito promissor como uma modalidade de tratamento da gengivite. A possibilidade de obter um efeito aditivo combinando a profilaxia oral de rotina com o licopeno é também uma possibilidade interessante, que merece um estudo mais aprofundado.[90]

Foi realizado um estudo para investigar um grupo de pacientes que apresentavam simultaneamente doença periodontal e dislipidemia. Após uma avaliação cuidadosa dos índices sistémicos e periodontais, separámos o grupo inicial em três subgrupos distintos. Num subgrupo foi administrado chá verde concentrado, consumido tal e qual e através de bochechos após cada escovagem dos dentes, num segundo grupo foram administradas cápsulas de flavonóides e o nosso terceiro grupo foi o grupo de controlo onde foi administrado o tratamento clássico para a condição sistémica e periodontal. Verificou-se que os parâmetros bioquímicos sistémicos melhoraram com as administrações de chá verde ou de flavonóides, mais do que no grupo de controlo. Foi registada uma redução significativa do índice de sangramento gengival tanto no grupo de consumidores de chá verde como no grupo de pacientes que seguiram o tratamento com flavonóides. Através das suas acções antioxidantes, anti-inflamatórias e sobre as metaloproteinases da matriz, o chá verde parece retardar a evolução da doença periodontal. Os resultados anti-hiperlipemiantes comparáveis das cápsulas de flavonóides e do chá verde sugerem outra ferramenta de tratamento adicional para além das opções clássicas no tratamento da condição sistémica. Tanto o estado sistémico como o periodontal parecem melhorar quando o chá verde ou os flavonóides são administrados.[221]

Foi efectuado um estudo para investigar a relação entre a ingestão de chá verde e a doença periodontal. Foram analisados 940 homens japoneses com idades compreendidas entre os 49 e os 59 anos, no âmbito de um exame de saúde completo. A profundidade de sondagem (PD), a perda de inserção clínica (AL) e a hemorragia à sondagem (BOP) foram utilizadas como parâmetros periodontais. A ingestão de chá verde foi definida como o número de chávenas por dia num questionário auto-administrado. A ingestão de chá verde foi inversamente correlacionada com a DP média, a CA clínica média e o BOP. Nos modelos de regressão linear multivariada, cada aumento de uma chávena/dia no consumo de chá verde foi associado a uma diminuição de 0,023 mm na DP média, a uma diminuição de 0,028 mm na CA clínica média e a uma diminuição de 0,63% na BOP, após o ajuste para outras variáveis de confusão. O estudo concluiu que existia uma modesta associação inversa entre a ingestão de chá verde e a doença periodontal.[102]

Um estudo foi realizado em 2014 por Gomez-Florit, Manuel; Monjo, Marta; Ramis, Joana M para investigar os efeitos de diferentes flavonóides para uso potencial em aplicações periodontais. Culturas de Staphylococcus epidermidis ou fibroblastos gengivais humanos primários (HGFs) foram tratados com diferentes doses de crisina, diosmetina, galangina, quercitrina e taxifolina. O efeito destas moléculas foi avaliado na taxa de crescimento de S. epidermidis e na viabilidade dos HGF, na expressão de genes, na produção de colagénio, nos níveis de espécies reactivas de oxigénio (ROS), na cicatrização de feridas e na produção de metaloproteinase matricial (MMP)-1 e de inibidor tecidular de MMP-1 (TIMP1). Entre todos os flavonóides analisados, a quercitrina apresentou os efeitos biológicos mais promissores, tanto em HGFs como em S. epidermidis. Assim, a quercitrina não foi tóxica para os HGFs; aumentou os níveis de colagénio Mod e decorina; desregulou os níveis de ARN mensageiro da interleucina-6; diminuiu a expressão de marcadores profibróticos durante a cicatrização de feridas; diminuiu os níveis de ROS em condições basais e estimuladas; e diminuiu o rácio MMP1/TIMP1. A quercitrina também diminuiu a taxa de crescimento bacteriano. Os autores sugeriram que a quercitrina poderia contribuir para proteger e recuperar a integridade dos tecidos gengivais, apresentando assim uma utilização potencial para o tratamento de doenças periodontais ou para funcionalizar pilares de implantes dentários para melhorar a integração dos tecidos moles. São necessários mais estudos para confirmar o papel da quercitrina nos tecidos gengivais.[108]

Iwasaki M, Moynihan P, Manz MC, Taylor GW, Yoshihara A, Muramatsu K, Watanabe R, Miyazaki H na cidade de Nigata (Japão) efectuaram um estudo de coorte retrospetivo, com um seguimento de 2 anos (2003-2005), para investigar a relação longitudinal entre a ingestão de antioxidantes alimentares e a doença periodontal em idosos japoneses residentes na comunidade. Os indivíduos dentados com 75 anos de idade em 2003, para os quais existiam dados disponíveis, foram incluídos nas análises (264). A ingestão de antioxidantes alimentares (vitamina C, vitamina E, α-caroteno e β-caroteno) foi avaliada com um QFA validado. Os participantes foram classificados por tercil de ingestão de antioxidantes. O estado periodontal da boca inteira, medido como o nível de fixação clínica, foi registado nos exames de base e de acompanhamento. A progressão da doença periodontal foi considerada como uma perda de inserção de 3 mm ou mais durante o período do estudo no local interproximal para cada dente. Finalmente, o número de dentes com progressão da doença periodontal por pessoa foi calculado e utilizado como resultado. Foi efectuada uma análise de regressão de Poisson, com os antioxidantes da dieta como exposição principal, para estimar a sua influência no número de dentes com progressão da doença periodontal. Uma maior ingestão de antioxidantes dietéticos foi inversamente associada ao número de dentes com progressão da doença periodontal, controlando para outras variáveis. Os resultados do estudo sugerem que uma maior ingestão de antioxidantes pode atenuar a doença periodontal em idosos japoneses que vivem na comunidade.[91]

CUIDADOS DENTÁRIOS

A cárie dentária é um dos problemas de saúde oral mais comuns e a sua prevenção é uma das estratégias mais importantes em muitos países. Recentemente, tem-se afirmado que os desequilíbrios nos níveis de radicais livres, espécies reactivas de oxigénio e antioxidantes na saliva podem desempenhar um papel importante no aparecimento e desenvolvimento da cárie dentária. Daí a necessidade de avaliar os factores presentes na saliva que podem aumentar o risco de cárie dentária dos indivíduos.[222] O mais importante seria a função do sistema de peroxidase salivar, que constitui um dos principais sistemas antioxidantes salivares. A peroxidase salivar permite controlar as bactérias orais que formam a placa dentária, os desequilíbrios na ecologia e que conduzem à cárie dentária. Catalisa a peroxidação do ião tiocianato (SCN-) para gerar produtos de oxidação (OSCN-mais estável); isto inibe o crescimento e o metabolismo de muitos microrganismos, inibindo assim a cárie ou, pelo menos, abrandando a sua progressão.[223]

Foi relatado que a molécula epigalocatequina-3-galato do chá verde tinha um efeito de limpeza na prevenção da cárie dentária. Os arandos, especialmente os seus oligómeros de tipo A, eram capazes de ter atividade antibacteriana contra o Streptococcus Mutans e de parar a cárie dentária.[225] No tratamento de restauração de cáries, para aumentar a resistência de união dos compósitos, podem ser utilizadas soluções de extrato de semente de uva ou de casca de pinheiro, especialmente para aumentar os valores de resistência de união diminuídos para tratamentos de restauração após branqueamento.[226,227] Os resultados mostraram que a quantidade de cáries em dentes decíduos está em proporção direta com o TAC observado na saliva, e que a presença de cáries em dentes decíduos está associada a cáries em dentes permanentes.[227]

Prueksrisakul et al realizaram um estudo para investigar o efeito do extrato de gel de Aloevera na capacidade antioxidante total do plasma (TAC) e nas bactérias patogénicas orais em voluntários saudáveis. Participaram 53 voluntários saudáveis, que foram entrevistados quanto a antecedentes de alergias, doenças sistémicas actuais e medicamentos. Os participantes receberam 250 ml de extrato de gel de A. vera diariamente durante 14 dias consecutivos. Nos dias 0 e 15 do experimento, amostras de sangue foram coletadas e analisadas para marcadores bioquímicos. O TAC plasmático foi avaliado pela técnica da capacidade de redução férrica do plasma. Os marcadores bioquímicos, incluindo a aspartato transaminase (AST), a alanina transaminase (ALT), a fosfatase alcalina (ALP), a proteína total (TP), a albumina sérica (ALB), a globulina sérica (GLB), a bilirrubina total (TB), o azoto ureico no sangue (BUN), a creatinina sérica (Cr) e a depuração da creatinina (CrCl) foram medidos. O efeito antibacteriano do extrato de gel de A. vera contra Lactobacillus spp. e Streptococcus mutans também foi investigado. A análise estatística foi efectuada utilizando o teste t emparelhado para comparar entre a linha de base e 14 dias após a intervenção. Não foi detectada qualquer alergia ou efeito secundário do extrato de gel de Aloevera. Após 14 dias de consumo do extrato de gel de A. vera, o TAC plasmático foi significativamente superior ao da linha de base. O extrato de gel de A. vera reduziu significativamente o número de Lactobacillus spp. (p < 0,05), mas não o de S. mutans. O estudo revelou que o extrato de gel de Aloevera aumentou significativamente o TAC plasmático e diminuiu o número de Lactobacillus spp. sem quaisquer efeitos secundários clínicos.[106]

Um estudo foi realizado por Uberos et al., 2008, com o objetivo de avaliar a relação entre a capacidade antioxidante total da saliva e a presença de cáries dentárias nos dentes decíduos e permanentes, num grupo de crianças do Sara. O exame dentário foi efectuado de acordo com as recomendações da Organização Mundial de Saúde (OMS). A capacidade antioxidante total da saliva foi determinada por colorimetria. A capacidade antioxidante total (TAC) da saliva dos pacientes com cáries em dentes decíduos foi 2,89 vezes superior à dos pacientes sem cáries. Observou-se uma regressão linear estatisticamente significativa entre o número de dentes decíduos afectados por cárie e a capacidade antioxidante total da saliva. Os resultados do estudo mostraram que a quantidade de cárie em dentes decíduos está em proporção direta com a TAC da saliva observada, e que a presença de cárie em dentes decíduos está associada à cárie em dentes permanentes.[227]

ORTODONTIA

Estudos demonstraram que os extractos de sementes de uva podem ser utilizados para aumentar a resistência de união dos brackets.[17] Na colagem de brackets, para aumentar os valores de resistência de união, foram utilizadas soluções de ácido ascórbico que eram difíceis de preparar. Num estudo recente, foi referido que a utilização de uma solução de extrato de casca de pinheiro poderia ser utilizada em vez da solução de ácido ascórbico.[228] Para a expansão maxilar, existem vários estudos que investigam o efeito dos agentes antioxidantes na formação ou maturação óssea. Uysal et al. investigaram o efeito da vitamina C e do resveratrol na sutura pré-maxilar expandida. Concluíram que o efeito dos antioxidantes na formação óssea foi estatisticamente significativo. [229] Da mesma forma, Altan et al. revelaram que o uso sistémico de própolis estimula a formação óssea na área da sutura expandida.[230]

Um estudo experimental foi realizado por Uysal et al em 2011 para avaliar histomorfometricamente os efeitos da administração de vitamina C na formação óssea em resposta à expansão da sutura inter-premaxilar de ratos. Um total de 30 ratos machos Wistar de 50 a 60 dias de idade foram divididos em três grupos de igual número. A sutura inter-premaxilar de cada animal foi expandida com uma força de 0,49 N aplicada nos incisivos superiores. Às 24 horas após a colocação do aparelho, os animais de controlo receberam solução salina (grupo I) e dois grupos receberam uma dose única de vitamina C através de dois métodos diferentes [localmente na sutura (grupo II) e sistemicamente através de injeção intramuscular (grupo III)]. A área de osso novo (μm2), o perímetro à volta do osso novo (μm), o diâmetro de Feret (μm) e a percentagem de osso novo em relação ao tecido não ossificado (%) foram medidos e comparados. Os testes de Kruskal-Wallis e Tukey foram usados para avaliação estatística. Observamos diferenças significativas entre os grupos em todos os parâmetros histomorfométricos. A área de osso novo, o perímetro ósseo, o diâmetro de Feret e a porcentagem de novas dimensões ósseas foram significativamente maiores no grupo III do que nos demais. As medidas histomorfométricas da arquitetura óssea revelaram que esta melhorou no grupo administrado com vitamina C por via sistémica, enquanto a injeção local revelou um crescimento ósseo significativamente menor do que no grupo de controlo. A administração sistémica de vitamina C durante as fases iniciais da expansão da sutura inter-premaxilar pode estimular o crescimento ósseo. No entanto, a injeção local deste antioxidante numa área de sutura expandida ortopedicamente tem efeitos negativos na formação óssea.[229]

CANCRO ORAL E CONDIÇÃO PRÉ-CANCEROSA

Os antioxidantes apresentam um potencial preventivo e terapêutico em muitas fases da carcinogénese oral. Os investigadores afirmaram recentemente que existe uma inibição dos fenótipos do cancro oral após a ingestão de antioxidantes. As administrações de proantocianidinas que se encontram nas estruturas flavonóides dos antioxidantes têm a capacidade de reduzir o crescimento celular e a proliferação dos carcinomas orais. [231] Os antioxidantes dietéticos podem proteger os lípidos e outras moléculas da membrana contra os danos oxidativos, interceptando os oxidantes antes de estes tentarem destruir os tecidos.[232]

O papel dos antioxidantes na quimioprevenção do cancro consiste em inibir a carcinogénese oral através da reversão de lesões pré-malignas como a leucoplasia oral. Os danos oxidativos são reconhecidos como tendo um papel na patogénese do cancro, que pode resultar de hábitos nutricionais incorrectos e de práticas de estilo de vida. Este processo pode causar danos no ADN, que é um mecanismo básico na indução do cancro.[231]

Estudos concluíram que, para reduzir o risco de cancro oral e faríngeo, especialmente o carcinoma de células orais, a dieta deve ser optimizada, principalmente para reduzir a ingestão de calorias, gordura monossaturada e carne vermelha ou processada.[233] Os micronutrientes dietéticos importantes com ação antioxidante incluem a vitamina A, o β-caroteno, o licopeno, a vitamina C, a vitamina E (alfa-tocoferol), o zinco e o selénio. Existem provas consideráveis que sugerem um papel dos nutrientes, particularmente dos chamados antioxidantes vitamina A, β-caroteno, vitamina C, vitamina E, ácido ipóico, zinco, selénio e espirulina na prevenção desta doença. [234] Um estudo recente sugere que estes nutrientes antioxidantes actuam para inibir o desenvolvimento de células cancerígenas e para as destruir através da apoptose (morte celular programada), pela sua estimulação de citocinas citotóxicas, pela sua ação na expressão genética, pela prevenção do desenvolvimento do fornecimento de sangue necessário ao tumor ou pela diferenciação celular. Um relatório demonstrou também uma redução dos efeitos adversos da quimioterapia quando administrada em simultâneo com antioxidantes.[235] Os retinóides são os derivados naturais e sintéticos da vitamina A. Os retinóides no organismo têm origem nos ésteres de retinilo, nos carotenóides e no retinal das dietas. A utilização de suplementos de Vit A no tratamento da leucoplasia oral começou no início da década de 1960. Silverman et al relataram que a administração de 3-9 lakhs UI de Vit A por dia resultou na resolução parcial ou completa da leucoplasia. [236]Um estudo caso-controlo de base populacional do Japão mostrou que os homens com leucoplasia tinham níveis significativamente mais baixos de licopeno e beta-caroteno séricos do que os controlos. [237]

Recentemente, os retinóides têm sido implicados na indução da morte celular em muitos sistemas de cultura de células derivadas de tumores, tanto de forma dependente como independente dos receptores retinóides. Parece que a exploração do potencial apoptótico do carcinoma oral de células escamosas conduziria a terapias contemporâneas que poderiam ser menos tóxicas para as células normais devido às suas vias de sobrevivência fisiologicamente controladas. [238]

Para além dos agentes quimioterapêuticos e quimiopreventivos, estão a surgir vários componentes dietéticos e micronutrientes com um potencial considerável para a indução da apoptose. Estes agentes incluem os constituintes do chá verde (EGCG e outros) e uma série de outros fitoquímicos, como os carotenóides (licopeno) e os retinóides.[239] β-caroteno, um precursor da vitamina A que se encontra habitualmente nos legumes verde-escuros, cor de laranja ou amarelados, ajuda na imunomodulação, estimulando o aumento do número de células T-helper e NK, bem como de células com receptores IL-2. Contribui igualmente para a inibição da mutagénese e do crescimento das células cancerígenas. Um estudo recente demonstrou que um terço dos doentes (15 em 46) que utilizaram 360 mg de caroteno por semana durante 12 meses apresentaram uma resolução completa da leucoplasia oral.[240] O licopeno é um carotenóide proeminente no soro, que é o pigmento antioxidante vermelho. Trata-se de um pigmento vermelho lipossolúvel que se encontra em alguns frutos e legumes. As principais fontes de licopeno incluem o tomate, os alperces, a papaia e outros frutos amarelos. Em particular, o licopeno e outros alimentos ricos em carotenóides também estão inversamente relacionados com as neoplasias do trato digestivo superior, incluindo o cancro oral. Foi colocada a hipótese de o licopeno prevenir a carcinogénese através da proteção de biomoléculas celulares críticas, incluindo lípidos, lipoproteínas, proteínas e ADN. O licopeno tem a caraterística invulgar de se ligar a espécies químicas que reagem com o oxigénio, sendo assim o agente antioxidante biológico mais eficiente.[241]

A reversão ou regressão de lesões pré-malignas, como a leucoplasia, é uma estratégia importante para a prevenção do cancro. Se o objetivo é desenvolver agentes para serem utilizados pela população em geral para reduzir a incidência do cancro oral, então os agentes preferidos são os antioxidantes, como o β-caroteno e a vitamina E. Os ensaios de intervenção em mastigadores de betel, quid - tabaco mostram que a administração de vitamina A causa a remissão completa da leucoplasia.[242] O retinol sintético mais comummente utilizado, o ácido 13 cis-retinóico, é tóxico mesmo quando administrado em doses muito baixas. Há uma ênfase crescente na utilização de antioxidantes relativamente não tóxicos, como o beta-caroteno e a Vit.E.[243] Um estudo que mostra o efeito do licopeno no cancro oral provou que doses elevadas de licopeno (8 mg/ dia) são úteis na melhoria da saúde oral. [244]

Em 2010, BalwantRai, JasdeepKaur, Reinhilde Jacobs e Jaipaul Singh realizaram um estudo para investigar se as actividades anti-cancro atribuídas à curcumina são mediadas por um mecanismo anti-oxidante e de proteção do ADN. Foram seleccionados pacientes com leucoplasia oral, fibrose submucosa oral ou líquen plano, e indivíduos saudáveis ($n = 25$ para cada grupo) com idades compreendidas entre os 17 e os 50 anos. Os marcadores oxidativos salivares e séricos, como o malonaldeído (MDA), a 8-hidroxideoxiguanosina (8-OHdG), as vitaminas C e E foram medidos imediatamente antes da ingestão de curcumina, após uma semana de ingestão de curcumina e após a cura clínica das lesões pré-cancerosas. As vitaminas C e E no soro e na saliva aumentaram, enquanto os níveis de MDA e de 8-OHdG diminuíram nos doentes com leucoplasia oral, fibrose submucosa e líquen plano após a ingestão de curcumina para todas as categorias de lesões pré-cancerosas. Observou-se que as alterações nestes valores eram estatisticamente significativas após a cura clínica da doença ($P < 0,05$). A escala de cinco pontos para a dor, bem como o tamanho da lesão na leucoplasia oral, fibrose submucosa e líquen plano, melhoraram significativamente ($P < 0,05$). Para além disso, na fibrose submucosa, a abertura da boca ($P < 0,05$) recuperou significativamente. Na leucoplasia oral, na fibrose submucosa e no líquen plano, os níveis de vitaminas C e E no soro e na saliva aumentaram significativamente, enquanto o MDA e o 8-

Os níveis de OHdG diminuíram após 131(15), 211(17) e 191(18) dias, respetivamente. Os valores das vitaminas C e E no soro e na saliva mostraram uma diminuição significativa na leucoplasia oral, na fibrose submucosa e no líquen plano, em contraste com os indivíduos saudáveis, mas aumentaram significativamente em todos os grupos após a administração de curcumina depois da cura clínica das lesões. Com base nestes resultados, podemos concluir que a curcumina medeia as suas actividades anticancerígenas através do aumento dos níveis de vitaminas C e E e da prevenção da peroxidação lipídica e dos danos no ADN.[132]

Foi realizado um ensaio em dupla ocultação, controlado por placebo, para avaliar o potencial quimiopreventivo da vitamina A isolada ou do beta-caroteno isolado em indivíduos com leucoplasia oral em Kerala, na Índia. Aleatorizámos 160 pescadores e mulheres com lesões pré-cancerosas orais para receberem vitamina A oral (acetato de retinilo 300.000 UI/semana x 12 meses, n = 50), ou beta-caroteno (360 mg/semana x 12 meses, n = 55), ou placebo (n = 55). Foram colhidas amostras de sangue, saliva e urina na linha de base e à saída para estudar os micronutrientes séricos e os ensaios de mutagenicidade. Foram efectuadas biopsias das lesões da mucosa à entrada para exclusão histopatológica de malignidade. Os indivíduos foram examinados de 2 em 2 meses para determinar a resposta clínica das lesões e a toxicidade, caso existisse. Os resultados baseiam-se em 43 indivíduos com queixas que receberam placebo, 42 com vitamina A e 46 com beta-caroteno. As taxas de regressão completa foram: 10% no braço placebo, 52% com vitamina A e 33% com betacaroteno ($P < 0,0001$). As leucoplasias homogéneas e as lesões mais pequenas responderam melhor do que as lesões não homogéneas e maiores. Não foram observadas toxicidades importantes. Metade dos pacientes que responderam com beta-caroteno e dois terços com vitamina A tiveram uma recaída após a interrupção da suplementação. A concentração sérica de beta-caroteno aumentou substancialmente com a administração de beta-caroteno, enquanto que com a suplementação de vitamina A não se registaram alterações nos níveis séricos de retinol. No grupo tratado com vitamina A, registou-se uma diminuição significativa do alfa-tocoferol sérico. A administração de vitamina A resultou numa remissão significativa da leucoplasia oral sem quaisquer efeitos secundários da suplementação prolongada de vitamina A. Os resultados deste estudo, bem como os de estudos anteriores, parecem fornecer fortes indícios que justificam ensaios a longo prazo com vitamina A em indivíduos com leucoplasias de alto risco com cancro oral como ponto final.[169]

Um estudo foi efectuado por Shivali V, Mosby S. P e Manjunath B em 2014 para comparar e correlacionar o nível de ácido úrico sérico em doentes com carcinoma espinocelular oral com indivíduos normais. Também para determinar o possível papel do ácido úrico sérico na etiologia do carcinoma espinocelular oral. Estudos já provaram que o ácido úrico é um antioxidante potencialmente forte e pode impedir a formação de radicais de oxigénio. Esta propriedade antioxidante do ácido úrico pode prevenir a carcinogénese ao absorver os radicais livres que podem causar lesões celulares. O estudo incluiu 100 indivíduos, divididos em dois grupos. O Grupo I continha 50 doentes com carcinoma espinocelular oral diagnosticado clínica e histopatologicamente e o Grupo II era o grupo de controlo que continha 50 indivíduos saudáveis sem cancro oral ou doenças sistémicas conhecidas que afectassem os níveis séricos de ácido úrico. Foi colhida uma amostra de sangue em jejum durante a noite e o ácido úrico sérico foi estimado por espetrofotómetro. Foi utilizado o SPSS 19. Foi observado um nível elevado de ácido úrico sérico em pacientes com carcinoma de células escamosas oral (7-13 mg/dl) em comparação com o grupo normal (2-5 mg/dl). O estudo mostrou que o nível de ácido úrico no soro era significativamente elevado nos doentes com cancro, em comparação com o grupo de controlo. O aumento do nível de ácido úrico sérico atribui ao aumento do risco de mortalidade por cancro, que pode ser devido ao aumento da renovação do ácido nucleico nas células tumorais.[123]

Foi efectuado um estudo para comparar a eficácia da spirulina e do aloé vera no tratamento da OSMF. Foram incluídos no estudo 42 indivíduos com diagnóstico clínico-patológico de OSMF, divididos igualmente em 2 grupos, o Grupo A (grupo da spirulina) e o Grupo B (grupo do aloé vera). Ao Grupo A foram administrados 500 mg de spirulina em 2 doses divididas durante 3 meses e ao Grupo B foram administrados 5 mg de gel de aloé vera para aplicação tópica três vezes por dia durante 3 meses. A avaliação de diferentes parâmetros clínicos foi efectuada em intervalos regulares e os dados foram analisados utilizando o teste do Qui-quadrado. O valor de p <0,05 foi considerado estatisticamente significativo. Os pacientes do Grupo A apresentaram melhora clínica significativa na abertura da boca e úlceras/erosões/vesículas (p < 0,05). No entanto, não houve melhora significativa na sensação de queimação (p = 0,06) e dor associada à lesão (p = 0,04) entre os 2 grupos.Ambos os medicamentos mostraram melhora na condição; no entanto, a espirulina pode trazer melhorias clínicas significativas nos sintomas como abertura da boca e úlceras/erosões/vesículas. Assim, a spirulina parece ser mais promissora quando comparada ao aloe vera para o tratamento da OSMF.[150]

CIRURGIA ORAL E MAXILOFACIAL

De acordo com Ohnishi et al., o oxigénio reativo, como o peróxido de hidrogénio, é responsável pela perda óssea alveolar que é acompanhada por uma diminuição da expressão da óxido nítrico sintase endotelial em ratos e afirmaram que a geração de stress oxidativo é uma condição sistémica subjacente que aumenta a perda óssea alveolar. [245] A peri-implantite é iniciada por bactérias gram-negativas e anaeróbias que se alojam na área subgengival, cujo tratamento envolve a suplementação com antioxidantes. Sheresta et al. afirmaram que o extrato de semente de uva tem um efeito positivo no tratamento da peri-implantite. Para a cicatrização e formação óssea, foi relatado que o éster fenetílico do ácido cafeico, que pode ser encontrado na própolis, melhorou significativamente a cicatrização óssea em modelo de rato.[246]

Uma vasta gama de antioxidantes tem aplicações potenciais na terapêutica dentária. Alguns dos principais antioxidantes, com a sua origem, mecanismo e significado clínico, são destacados de seguida: [4]

Tabela 2: Lista dos principais antioxidantes com a sua origem, mecanismo e significado clínico

Antioxidante	Fonte	Mecanismo	Significado clínico (localização)
Beta-caroteno	Verde-escuro$_1$ legumes e frutas de cor laranja ou amarela (espinafres, cenouras, laranja, abóbora, papaia, manga e melão)	Efeito de eliminação (retém os radicais livres de peroxilo nos tecidos a uma pressão parcial baixa de oxigénio)	A carência pode levar à destruição periodontal (Plasma)
Alfa-tocoferol	Óleos vegetais, margarina, gérmen de trigo e legumes verdes e folhosos	Efeito de limpeza (quebra a reação em cadeia dos radicais livres)	O efeito inibitório das prostaglandinas pode contribuir para a redução da inflamação periodontal. (Plasma, saliva,
Ácido ascórbico	Citrinos, vegetais crucíferos	Efeito de limpeza e prevenção (liga iões metálicos). Actua diminuindo a nitrosação e também afecta a atividade dos leucócitos e dos macrófagos	A hemorragia gengival é um resultado comum da depleção de ascorbato. (Plasma, saliva, GCF$_1$ líquido sinovial)
Minerais (zinco, cobre, manganês, selénio)	Leguminosas, frutos secos, cereais integrais, legumes verdes	Activadores enzimáticos e subunidades do mecanismo de defesa antioxidante	Ação citotóxica
CurcuminDids	Açafrão-da-terra	Inibe a produção de radicais livres potentes como o superóxido e os radicais hidroxilo	AntibacterianoLfungicidal, cicatrização de feridas, citotóxico
Epigalloca techin-3-gallate	Chá verde	Efeito de limpeza	Reduzir o risco de cáries dentárias e de formação de placa bacteriana. Eficaz na
Spirulina fusiformes	Microalgas verdes azuis	Potente inibidor do oxigénio singlete altamente reativo	Eficaz no carcinoma espinocelular bucal
Eugenol	Cravo	Efeito de limpeza e preventivo. Ativador enzimático para uma ação antioxidante	Eficaz nas dores de dentes

DISCUSSÃO

Os antioxidantes são moléculas que inibem a oxidação de outras moléculas, impedindo assim a formação de radicais livres. Estes radicais livres podem causar reacções em cadeia nocivas que são responsáveis por danos celulares ou morte celular quando a formação de radicais livres excede a sua capacidade de proteção. Os antioxidantes neutralizam estes radicais doando os seus electrões, terminando assim a reação de captura de electrões. Existe um interesse crescente no papel dos danos oxidativos causados pelos radicais livres nas doenças humanas, bem como um aumento da investigação. É importante notar que o aumento dos antioxidantes pode interromper os processos biológicos oxidantes normais, impedindo assim que os metabolitos reactivos desempenhem as suas funções biológicas normais, o que pode ativar as substâncias pré-cancerosas.

A terapia com antioxidantes pode ser uma faca de dois gumes com efeitos negativos e indesejáveis, se o limiar de segurança da dose terapêutica for ultrapassado. Embora os antioxidantes tenham um papel importante nos tratamentos orais-dentários, há algumas questões que precisam de ser mais estudadas. A quantidade de um antioxidante que pode oferecer proteção não é conhecida e varia de indivíduo para indivíduo.Doses elevadas de suplementos de vitamina E e de beta-carotenos podem constituir um risco para a saúde. Doses elevadas de vitamina A podem ter efeitos embriotóxicos e teratogénicos, incluindo anomalias do sistema neural, músculo-esquelético e urogenital.[59] O consumo excessivo de produtos hortícolas contendo carotenos pode provocaramenorreia. Grandes doses de ácido ascórbico podem estar associadas à inibição da génese dos esteróides ováricos e a um aumento da probabilidade de aborto. A zeaxantina e a luteína demonstraram a capacidade de restaurar a densidade do pigmento macular, que diminui com a idade.[84,85] As interacções medicamentosas são outro problema da utilização de antioxidantes. Se um medicamento aumenta a atividade dos radicais livres, a utilização de antioxidantes neutraliza esse efeito. Na literatura, algumas pesquisas relacionadas aos antioxidantes têm um problema de padronização. Faltam protocolos de controlo de qualidade e parâmetros de qualidade na padronização dos antioxidantes no que diz respeito à potência e segurança. Se a administração de suplementos antioxidantes diminui os radicais livres, pode interferir nos mecanismos de defesa essenciais para erradicar do organismo as células danificadas, incluindo as pré-cancerosas e cancerosas. É necessário um parâmetro específico para a avaliação da eficácia dos antioxidantes.

As vitaminas antioxidantes, como a vitamina C, a vitamina E e o β-caroteno, produzem resultados complicados e contraditórios, estudados por diferentes investigadores.[88,138,139] A maior preocupação é saber quais os antioxidantes que podem atuar como pró-oxidantes e fazer com que a célula sofra um stress oxidativo grave, resultando, em última análise, na morte celular suicida.Estudos demonstraram que os cereais, as leguminosas, as especiarias, os vegetais de folha verde escura, como a couve e os espinafres, os citrinos, o óleo de palma bruto, o óleo de soja, o óleo de fígado de bacalhau, os rebentos, os pimentos, os cereais integrais, o mel, as nozes e o chá preto podem aumentar significativamente as enzimas antioxidantes hepáticas e ajudar a reduzir o risco de doenças cardiovasculares. Mas os resultados de alguns ensaios clínicos prospectivos com antioxidantes têm sido decepcionantes. O estudo in vitro[152] mostrou o efeito potencial do α-tocoferol, do ácido ascórbico e do β-caroteno, mas o resultado in vivo[41] não é satisfatório. A maior dúvida que os antioxidantes levantam é a do stress oxidativo suicida, induzido por certos antioxidantes, que podem atuar como pró-oxidantes em concentrações elevadas e podem fazer com que a célula sofra um stress oxidativo grave, resultando, em última análise, na morte celular suicida. Embora a má nutrição não cause diretamente a doença periodontal, muitos investigadores acreditam que a progressão da doença se torna mais rápida e mais grave em pessoas com dietas pobres em nutrientes devido ao comprometimento da resposta do hospedeiro. Níveis reduzidos de vitaminas A e C, β-caroteno e β-critoxantina aumentam significativamente o risco de doença gengival.[588] Níveis baixos da maioria dos antioxidantes são um fator de risco para a doença e infeção periodontal. O glutatião sistémico (GSH) diminui com a inflamação. Biju Ts mostrou uma diminuição dos níveis de glutatião no soro de periodontite e gengivite nos casos de pré-tratamento.[57] Resultados semelhantes foram encontrados por Gupta M et al., Savita M et al., Sreeram et al. sugeriram o glutatião como um marcador do stress oxidativo em doentes com periodontite crónica. - -[637172] foi realizado um estudo por Iwasaki M et al que mostrou que uma maior ingestão de vitamina E e vitamina C estava inversamente associada ao número de dentes com progressão da doença periodontal, uma vez que previne a peroxidação lipídica.[91] Este facto está de acordo com os estudos realizados por Liu et al.[88] que descobriram que existem níveis significativamente baixos de vitamina E e outros antioxidantes na saliva de doentes com epilepsia e doença periodontal. Cohen RE et al compararam a utilização de um gel de vitamina E a 5%, um enxaguamento com clorexidina e um placebo, que não revelou qualquer melhoria na quantidade de placa bacteriana ou na inflamação das gengivas.[247] Leggett et al sugeriram que o ácido ascórbico pode influenciar as fases iniciais da gengivite, particularmente o aumento da hemorragia crevicular.[141] Isto estava de acordo com o estudo de Blignaut & Grobler que mostrou que as bolsas mais profundas ocorriam muito menos frequentemente em trabalhadores agrícolas produtores de citrinos do que em trabalhadores de quintas produtoras de cereais.[143] Além disso, Shimabukuro mostrou resultados semelhantes com a aplicação de ácido L-ascórbico como dentrífcio na redução da inflamação gengival,[147] Resultados semelhantes foram encontrados por Kuzmanova Nishida et al. que revelaram que a vitamina C dietética tem uma relação inversa fraca, mas estatisticamente significativa, com a doença periodontal em fumadores actuais e antigos, enquanto Chapple et al. encontraram uma associação inversa forte e consistente entre os níveis séricos de vitamina C e a prevalência de periodontite em fumadores.[148,144] Um estudo conduzido por Balwant Raiconcluiu que a curcumina medeia as suas actividades anti-precancerígenas através do aumento dos níveis de vitaminas C e E e da prevenção da peroxidação lipídica e dos danos no ADN.[132] Os baixos níveis de carotenóides podem refletir um estilo de vida inconsistente com a saúde periodontal devido a piores condições socioeconómicas, tabagismo, obesidade e má nutrição. No entanto, é possível que os níveis de carotenóides, particularmente de b-caroteno, que se situem abaixo de um determinado limiar possam ter efeitos independentes que conduzam a um risco acrescido de periodontite.

Cutando et al. verificaram que o nível de melatonina salivar era menor em pacientes com diabetes e periodontite.[81] Estudos efectuados por Melnick et al.[31] Panjamurthyet al.[32] Staudte et al.[33] e Thomas et al.[34] mostraram resultados semelhantes. Também um estudo realizado por Nathan et al. mostrou que o consumo de café pode ser protetor contra a perda óssea periodontal em homens adultos.[87] Estudos clínicos translacionais realizados por Yamaguchi et al.[36] mostraram que um aumento da ingestão de Satsumamandarins, que são uma fonte rica em b-caroteno, leva a alterações nos marcadores circulantes do metabolismo ósseo, o que sugere uma estimulação da formação óssea e uma diminuição da reabsorção óssea. Este facto está de acordo com um estudo epidemiológico recente que sugere que uma ingestão elevada de frutas e legumes contendo b-caroteno poderia reduzir o risco de osteoporose.

Recentemente, tem-se afirmado que os desequilíbrios nos níveis de radicais livres, espécies reactivas de oxigénio e antioxidantes na saliva desempenham um papel importante no aparecimento e desenvolvimento de cáries dentárias. Assim, a avaliação dos factores presentes na saliva que podem aumentar o risco de cárie dentária dos indivíduos pode abrir caminho a recomendações que respondam especificamente às necessidades de um indivíduo. Um estudo realizado por Haynes JD sugeriu que o nível de GSH na saliva aumentou significativamente em crianças, de acordo com o nível de LB salivar e a presença de cáries dentárias.[54] Recomendaram que a GSH pode ser um biomarcador para bactérias cariogénicas e cáries dentárias. Isto estava de acordo com os estudos realizados por Hun Dong et al.[68] O estudo realizado por Bhuveneshwari P et al mostrou que a peroxidase salivar catalisa a peroxidação do ião tiocianato, que inibe o crescimento e o metabolismo de muitos microrganismos, inibindo assim a cárie ou, pelo menos, abrandando o progresso da cárie.[223]

Otake et al. estudaram o efeito anti-cárie dos polifenóis do chá verde in vivo e referiram que os compostos polifenólicos presentes no chá verde possuem um elevado efeito inibitório contra o crescimento da bactéria S. mutans e o ácido produzido a partir da mesma, sendo esta a principal causa do seu efeito anti-cárie.[25] Além disso, o estudo realizado por Jalayer et al. indicou que o chá verde tem propriedades inibitórias gerais sobre a atividade de algumas enzimas e tem atividade anti-Streptococcus mutans.[36] Simonti et al. afirmaram que o aumento da atividade das catequinas presentes no chá verde como material anticariogénico estava relacionado com a função de barreira do microrganismo e com a depleção do grupo tio e sugeriram que o efeito inibitório da lavagem com chá verde sobre o S. mutans salivar é questionável e necessita de mais trabalho. Os resultados deste estudo estão de acordo com Elvin-Lewis et al.[26,27] que o enxaguamento com extractos de chá verde presentes na natureza tem potenciais actividades anticariogénicas valiosas, incluindo a inibição do crescimento de S. mutans na saliva. Estudos efectuados por Han Dong et al recomendaram a glutationa e a glutationa oxidada como biomarcadores para a cárie dentária.[68]Isto é apoiado por um estudo realizado por Awadalla HI et al. também concluiu que a eficácia da aplicação local de chá verde como material antibacteriano e anti-cariogénico porque diminui a acidez da saliva e da placa bacteriana, pelo que é uma medida de prevenção da cárie rentável, especialmente nos países em desenvolvimento.[99]

O licopeno mostrou uma melhoria significativa na abertura da boca no estudo efectuado por Karemore e Motwani e Singh et al,demonstraram uma melhoria significativa da abertura da boca, da hiperqueratose e da dor na boca em doentes com FOSM.[241] Isto está de acordo com os estudos realizados por Caniif et al., Rehana et al. realizaram estudos que demonstraram que foi encontrada uma correlação inversa significativa entre os valores salivares de malondialdeído e de ácido úrico nos doentes com carcinoma espinocelular oral.[110,114] Os níveis elevados de MDA indicam um aumento do stress oxidativo nos doentes com CECS associado a um mecanismo de defesa antioxidante deficiente). O estudo realizado por Shivali V et al mostrou que o nível de ácido úrico no soro era significativamente elevado nos doentes com cancro, em comparação com o grupo de controlo.[123] O aumento do nível de ácido úrico no soro está associado a um risco acrescido de mortalidade por cancro, o que pode dever-se a um aumento da renovação dos ácidos nucleicos nas células tumorais. Este facto está de acordo com o estudo realizado por Promsong A et al.[124] Estudos clínicos recentes demonstraram os efeitos benéficos destes antioxidantes na leucoplasia oral, uma lesão pré-cancerosa oral caraterística. Assim, os produtos naturais como as frutas e os legumes ajudam a prevenir os cancros orais numa fase precoce. Os nutrientes serão amplamente utilizados e desempenharão um papel importante na prevenção dos cancros quando a sua eficácia for demonstrada de forma conclusiva por estudos clínicos prospectivos e quando os seus mecanismos de ação forem mais claramente compreendidos.

Alimentos específicos e combinações de vários micronutrientes podem melhorar a resposta às terapias. Além disso, o aconselhamento e a suplementação nutricional reduzem a inflamação e, por conseguinte, podem complementar os conceitos de tratamento. Devido aos potenciais benefícios para a saúde, os nutrientes antioxidantes abriram uma nova janela para a prevenção e o tratamento das doenças periodontais e a dieta deve ser complementada com antioxidantes naturais. No entanto, para avaliar corretamente a relação entre os antioxidantes da dieta e a saúde periodontal, são necessários mais estudos clínicos controlados. Para além disso, a maioria dos estudos são estudos in vitro ou em animais e existem poucos estudos clínicos.

RECOMENDAÇÃO

As investigações futuras devem continuar com o objetivo de investigar a bioCompatibilidade dos antioxidantes e compreender as suas vias na saúde humana. Alguns antioxidantes têm mais atividade anti-inflamatória, enquanto outros têm mais propriedades anti-cancerígenas. Por isso, alguns investigadores sugeriram a utilização de suplementos antioxidantes combinados, para que os suplementos proporcionem uma maior proteção contra os radicais livres. Embora existam alguns debates sobre métodos de investigação e protocolos para doses adequadas, as evidências crescentes estão a aumentar as esperanças sobre os antioxidantes para a saúde humana.

A investigação em curso ilustra resultados positivos para os antioxidantes na medicina dentária clínica. No entanto, é necessário abordar várias questões devido à falta de provas sólidas. Ainda existe uma lacuna substancial no nosso conhecimento da biodisponibilidade, biotransformação e mecanismo de ação dos antioxidantes. São também necessários estudos em grande escala e imparciais que abordem a questão da segurança e da normalização dos antioxidantes em medicina dentária. É necessário realizar estudos clínicos para identificar biomarcadores do estado antioxidante e do stress oxidativo, multiplexagem de citocinas e matrizes genéticas. O rácio benefício global:avaliação do risco tem de ser avaliado quando se prescrevem estes produtos na medicina dentária clínica.

CONCLUSÃO

Os componentes dietéticos e outros componentes das plantas constituem fontes importantes de antioxidantes. A relação entre os radicais livres, os antioxidantes e o funcionamento de vários órgãos e sistemas de órgãos é altamente complexa e a descoberta da "sinalização redox" é um marco nesta relação crucial. A investigação recente centra-se em várias estratégias para proteger os tecidos e órgãos cruciais contra os danos oxidativos induzidos pelos radicais livres. São efectuadas muitas abordagens inovadoras e, nos últimos anos, surgiram descobertas significativas. A dieta tradicional indiana, as especiarias e as plantas medicinais são fontes ricas de antioxidantes naturais. Os micronutrientes antioxidantes são importantes não só para limitar os danos oxidativos e tecidulares, mas também para prevenir o aumento da produção de citocinas, que é o resultado da ativação prolongada da resposta imunitária. Os antioxidantes dietéticos e outros antioxidantes enzimáticos protegem os lípidos das lipoproteínas e outras biomembranas contra os danos oxidativos, interceptando os oxidantes antes de estes poderem atacar os tecidos. É importante ter uma ingestão adequada de antioxidantes, tanto através da dieta como de suplementos, se necessário, e podem ser um complemento valioso no tratamento de doenças dentárias inflamatórias crónicas. Os antioxidantes estão a ser amplamente utilizados na prática clínica geral de rotina. São também utilizados na prevenção de danos celulares, a via mais comum para o cancro, o envelhecimento e uma variedade de doenças. Os antioxidantes dietéticos, como a vitamina C, a vitamina E e os carotenóides, podem também ser importantes para a prevenção de doenças degenerativas e para a manutenção de uma boa saúde. O aumento da ingestão de alimentos com atributos funcionais, incluindo um elevado nível de antioxidantes nos alimentos funcionais, é uma estratégia que está a ganhar importância nos países avançados e que está a aparecer no nosso país. A investigação coordenada envolvendo cientistas biomédicos, nutricionistas e médicos pode fazer uma diferença significativa na saúde humana nas próximas décadas.

BIBLIOGRAFIA

1. Joanny, F., Menvielle-Bourg. A Superóxido Dismutase (SOD), um poderoso antioxidante, está agora disponível por via oral. PhytotherapieNumero. 2005; 3: 1-4

2. Shetti A, Keluskar V, Aggarwal A. Antioxidantes: Enchancing oral and general health. J Indian Acad Oral Med Radiol. 2009;21:1-6

3. Yashin, A.; Yashin, Y.; Wang, J.Y.; Nemzer, B. Antioxidant and Antiradical Activity of Coffee. *Antioxidants* 2013, *2*, 230-245.

4. Swapna et al. Antioxidantes e a sua implicação na saúde oral e na saúde geral IJCRI 2014;5(4):258-263.

5. Shanin, Y.N.; Shanin, V.Y.; Zinoviev, E.V. Antioxidant Therapy in Clinical Practice; Albee Publishing House: Moscovo, Rússia, 2009; p. 128.

6. Shetti, Neelu; Patil, Renuka Antioxidants: its beneficial role against health damaging free radical.World Journal of Science & Technology;2011: 1(11);46

7. RahmanK ,Studies on free radicals, antioxidants, and co-factors.ClinInterv Aging. 2007;2(2):219-36

8. Swapna LA, Pradeep K, Reddy P, Deepak K, Goyal S. Antioxidantes e a sua implicação na saúde oral e na saúde geral. Revista Internacional de Relatos de Casos e Imagens 2014;5(4):258-263.

9. Figuero E, Soory M, Cerero R, Bascones A. Interacções oxidante-antioxidante da nicotina, Coenzima Q10, Picnogenol e fitoestrogénios em fibroblastos periosteais orais e osteoblastosMG63. Steroids. 2006;71(13-14):1062-1072.

10. Halliwell B, Rafter J, Jenner A. Biochemistry of oxidative stress (Bioquímica do stress oxidativo). BiochemSoc Trans 2007; 35: 1147-50.

11. San Miguel SM, Opperman LA, e Svoboda KK. Antioxidantes aumentaram a cicatrização de feridas in vitro de fibroblastos orais tratados com nicotina. FASEB J. abril de 2010: 24.

12. San Miguel SM, Opperman LA, Allen EP, Zielinski J, Svoboda KK. Antioxidantes neutralizam a nicotina e promovem a migração via Rac GTP em células de fibroblastos orais. J. Periodontology, 2010 Nov; 81(11): 1675-90.

13. Mobeen Khan et. al.Role of antioxidants in prevention of cancer : a review.Int J Cur Res Rev, May 2014:Vol 06

14. Instituto de Medicina (EUA) Comité Permanente para a Avaliação Científica das Doses Dietéticas de Referência. Dietary Reference Intakes: Proposed Definition and Plan for Review of Dietary Antioxidants and Related Compounds (Definição proposta e plano de revisão dos antioxidantes dietéticos e compostos relacionados). Washington (DC): National Academies Press (EUA); 1998. Definição proposta.

15. Cadenas E (1989) Biochemistry of oxygen toxicity. Annu Rev Biochem 58: 79- 110.

16. Chen S, Meng XF, Zhang C (2013) Papel das espécies de oxigénio reativo mediadas pela NADPH Oxidase na lesão de podócitos. Biomed Res Int 2013: 839761.

17. Rahman K (2007) Studies on free radicals, antioxidants, and co-factors. ClinIntervAging 2: 219-236.

18. Carnelio S, Khan SA, Rodrigues G (2008) Definitivo, provável ou duvidoso: trilogia de antioxidantes na

medicina dentária clínica. Br Dent J 204: 29-32.

19. Chapple IL, Brock GR, Milward MR, Ling N, Matthews JB (2007) Comprometimento da capacidade antioxidante total do FGC na periodontite: causa ou efeito? J Clin Periodontol 34: 103-110.

20. Sies H (1997) Oxidative stress: oxidants and antioxidants. ExpPhysiol 1982: 291-295.

21. Moskaug JO, Carlsen H, Myhrstad MC, BlomhoffR (2005) Polyphenols and glutathione synthesis regulation. Am J ClinNutr 81: 277S-283S.

22. Millen AE, Dodd KW, Subar AF (2004) Use of vitamin, mineral, non vitamin and non-mineral supplements in the United States: The 1987, 1992, and 2000 National Health Interview Survey results. J Am Diet Assoc 104: 942950.

23. Abebe W (2003) An overview of herbal supplement utilization with particular emphasis on possible interactions with dental drugs and oral manifestations. J Dent Hyg 77: 37-46.

24. Byung Pal Yu. Defesa celular contra os danos causados pelas espécies reactivas de oxigénio. Phyreviews (1994) vol.74, No. 1.

25. Lien Ai Pham-Huy1 Free Radicals, Antioxidants in Disease and Health, Int J Biomed Sci vol. 4 no. 2 June 2008

26. NoguchiN, Watanabe A e Shi H. Rad. Res.(2000);33: 809-817

27. Davies, K. J. A. Os sistemas proteolíticos intracelulares podem funcionar como defesas antioxidantes secundárias: uma hipótese. Free Radical Biol. Med. (1986) 2:155-173.

28. Davies, K. J. A. Proteolytic systems as secondary antioxidant. defenses. In: Cellular Antioxidant Defense Mechanisms, editado por C. K. Chow. Boca Raton, FL: CRC, (1988) p. 25-67.

29. Neelu Shetti Antioxidantes: o seu papel benéfico contra os radicais livres nocivos para a saúde World Journal of Science and Technology 2011, 1(11): 46-51

30. Gilbert DL 1981, Oxygen and living processes: an interdisciplinary approach, Springer, NY.

31. Devasagayam TP, Tilak JC, Boloor KK, Sane KS, Ghaskadbi SS, Lele RD. Radicais livres e antioxidantes na saúde humana: Current status and future prospects. J Assoc Physicians India. 2004;52:794-803

32. Valko M, Rhodes CJ, Moncol J, Izakovic M, et al. Radicais livres, metais e antioxidantes no cancro induzido pelo stress oxidativo. Mini-revisão.ChemBiol Interact. 2006;160: 1-40.

33. Vasudevan. TextbookofBiochemistry 3rd ed. 655-61.

34. Riley PA. Free radicals in biology: oxidative stress and the effects of ionizing radiation. Int J Radiat Biol. 1994 Jan;65(1):27-33.

35. Pham-Huy, Lien Ai, Hua He, e Chuong Pham-Huy.Radicais Livres, Antioxidantes na Doença e na SaúdeJornal Internacional de Ciências Biomédicas : IJBS 4.2 (2008): 89-96.

36. Genestra M. Oxyl radicals, redox-sensitive signalling cascades and antioxidants. Revisão: Cell Signal. 2007; 19: 1807-1819

37. Cheeseman KH, Slater TF. Uma introdução à bioquímica dos radicais livres. Br MedBulletin, 1993; 49:481-93

38. Inoue M, Sato EF, Nishikawa M, et al. 2003. Mitochondrial generation of reactive oxygen species and its role in aerobic life. Curr Med Chem, 10:2495505.

39. Conner EM, Grisham MB. 1996. Inflammation, free radicals, and antioxidants (Inflamação, radicais livres e antioxidantes). Nutrition, 12:274-7.

40. Valko M, Rhodes CJ, Moncol J, et al. 2006. Radicais livres, metais e antioxidantes no cancro induzido pelo stress oxidativo.Chemico-Biol Inter,160:1-40.

41. Gupta M, Dobashi K, Greene JK, et al. 1997. Studies on hepatic injury and antioxidant enzyme activities in rat sub-cellular organelles following in vivo ischemia and reperfusion. Mol Cell Biochem, 176:337-47

42. Glade MJ. 2003. The role of reactive oxygen species in Health and Disease Northeast Regional Environmental Public Health Center University of Massachusetts, AmerstNutrition, 19:401-3.

43. Gutteridge JM, Halliwell B, Radicais livres e antioxidantes no ano 2000. Um olhar histórico para o futuro. AnnN Y Acad Sci. 2000;899:136-47.

44. Sies H, Biochemistry of Oxidative Stress (Bioquímica do stress oxidativo). AngewChemIntemat Ed Eng 1986;25,1058-71.

45. SatyanarayanV. Biochemistry $3"^1$ ed. 212-5.

46. Dizdaroglu M, Jaruga P, Birincioglu M, et al. 2002. Free-radical-induced damage to DNA: mechanisms and measurement. Free Rad Bio Med, 32:110215.

47. Church DF, Pryor WA. Química dos radicais livres do fumo do cigarro e suas implicações toxicológicas.Environmental Health Perspectives. 1985;64:111- 126.

48. Jay D, Hitomi H, Griendling KK. 2006. Oxidative stress and diabetic cardiovascular complications. Free Rad Biol Med, 40:183-92.

49. Valko M, Leibfritz D, MoncolaJ, Cronin MD, et al. Free radicals andantioxidants in normal physiological functions and human disease.Review.Int J Biochem Cell Biol 2007;39:44-8.

50. Halliwell B, Gutteridge JMC. Free radicals in biology and medicine.4ª edição. Oxford: Oxford University Press; 2007.

51. Azzi A, Davies KJA, Kelly F. Free radical biology - Terminology and critical thinking (Biologia dos radicais livres - Terminologia e pensamento crítico). FEBS Lett 2004;558:3-6

52. Cheeseman KH, Slater TF. Uma introdução à bioquímica dos radicais livres. Br MedBulletin, 1993; 49:481-93.

53. Halhiwell P. Mecanismos de defesa antioxidantes: From the beginning to the end. FreeRadRes, 1999;31:61-72.

54. Haynes JD, McLellan LI. A glutationa e as enzimas dependentes da glutationa representam uma defesa regulada de forma coordenada contra o stress oxidativo. Free Rad. Res, 1999;31:273-300

55. Selverstone J. Active oxygen in biochemistry.London ; New York :Blackie Academic & Professional, 1995313-28.

56. Joanny, F., Menvielle-Bourg. A Superóxido Dismutase (SOD), um poderoso antioxidante, está agora disponível por via oral. 2005; 3: 1-4.

57. Biju T, Shabeer MM, Amitha R, Rajendra BP, Suchetha K. Avaliação comparativa dos níveis séricos de superóxido dismutase e glutatião em pacientes com doença periodontal: Um estudo de intervenção. Indian J

Dent Res 2014;25:613-6.

58. Shiny K S, Kumar SH, Farvin KH, Anandan R, DevadasanK .Protective effect oftaurine on myocardial antioxidant status in isoprenaline-induced myocardial infarction in rats.J Pharm Pharmacol. 2005 Oct;57(10):1313-7.

59. Singh N, Chander-Narula S, Kumar Sharma R, Tewari S, Kumar Sehgal P. Vitamin E supplementation, superoxide dismutase status, and outcome of scaling and root planing in patients with chronic periodontitis: a randomized clinical trial. J Periodontol. 2014 Feb;85(2):242-9.

60. Lee et al., Biochemistry and molecular biology journal,KSBMB & SpringerVerlag 2003 vol36, 2003, 450-455

61. Cousins M, Adelberg J, Chen F, Rieck J. Antioxidant capacity of fresh and dried rhizomes from four clones of turmeric (*Curcuma longa* L.) grown *in vitro*. *Industrial Crops and Products*. 2007;25(2):129-135.

62. Ravindra PV, Narayan MS. Atividade antioxidante da antocianina da cultura de calos de cenoura (Daucuscarota). Int J Food SciNutr2003

63. Gupta M, Dobashi K, Greene JK, et al. 1997. Estudos sobre lesão hepática e actividades de enzimas antioxidantes em organelos subcelulares de ratos após isquemia e reperfusão in vivo.Mol Cell Biochem, 176:337-47

64. Lee, Hyeon Yong, et al. "Isolamento e identificação de um composto estimulador da enzima antioxidante catalase de Garnoderma lucidum." Journal of biochemistry and molecular biology 36.5 (2003): 450-455.

65. Hong-bo Shao , Chu Li-ye c , Shao Ming-an , Cheruth Abdul Jaleel ,Mi Hong- mei , Higher plant antioxidants and redox signaling under environmental stresses,2008, 433-441

66. Blum A, Monir M, Wirsansky I, Ben-Arzi S. Os efeitos benéficos do tomate. Jornal Europeu de Medicina Interna 2005;16:402-4.

67. Wiswedel J, Hirsch D, Kropf S, Gruening M, PfisterE,Schiewe T, Free Rad Biol Med 2004

68. Han, Dong-Hun,KimMin-Ji, Jun EunJoo,Kim, Jin-Bom, O papel do metabolismo da glutationa no crescimento de bactérias cariogénicas e cáries em crianças coreanas. Arquivos de Biologia Oral. maio de 2013, Vol. 58 Edição 5, p493-499

69. Chung, JH et al.A deferoxamina promove a diferenciação osteoblástica em células do ligamento periodontal humano através da via de sinalização antioxidante mediada pelo fator nuclear eritroide 2.Journal of Periodontal Research. Out2014, Vol. 49 Edição 5, p563-573.

70. *Sree* SL, Sethupathy S. Avaliação da eficácia da taurina como antioxidante no tratamento de pacientes com periodontite crónica. Dent Res J 2014;11:228-33.

71. Savita M, Sarun E, Arora S, Krishnan S. Avaliação do nível de glutatião no fluido crevicular gengival na saúde periodontal, na periodontite crónica e após terapia periodontal não cirúrgica: um estudo clínico-bioquímico. ContempClin Dent 2015;6:206-10.

72. Sreeram M, Suryakar AN, Dani NH. A gama-glutamiltranspeptidase é um biomarcador de stress oxidativo na periodontite? J Indian SocPeriodontol 2015;19:150-4.

73. Seren S, Lieberman R, Bayraktar UD, Heath E, Sahin K, Andic F, Kucuk 0. Lycopene in Cancer Prevention and Treatment (Licopeno na prevenção e tratamento do cancro). American Journal of Therapeutics

2008;15: 66-81

74. Djeridane A., Yousfi M, Nadjemi, B, Stocker, P. Vidal, N., Antioxidant activity of some algerian medicinal plants extracts containing phenolic compounds, 2006 ,654-660

75. Toyokuni S, Tanaka T, Kawaguchi W, Lai Fang NR, OzekiM,Akatsuka S, et al. Free Rad Res 2003,1215-24

76. San Miguel S., et al. As misturas de antioxidantes bioactivos promovem a proliferação e a migração em fibroblastos orais humanos. Arquivos de Biologia Oral 2011

77. R. J. Reiter, "Mechanisms of cancer inhibition by melatonin," Journal of Pineal Research, vol. 37, no. 3, pp. 213-214, 2004

78. Graham, H. N. Green tea composition, consumption, and polyphenol chemistry (Composição, consumo e química dos polifenóis do chá verde). Prev. Med.1992; 21 (3): 334-350.

79. S. Kumasaka, M. Shimozuma, T. Kawamoto et al. Possível envolvimento da melatonina no desenvolvimento dentário: expressão do recetor de melatonina 1a no germe dentário humano e do rato. Histochemistry and Cell Biology, vol. 133, no. 5, pp. 577-584, 2010.

80. Abdolsamadi. Redução do Nível de Melatonina em Pacientes com Diabetes Tipo II e Doenças Periodontais. J Dent Res Dent Clin Dent Prospect 2014; 8(3):160- 165

81. Cutando, Antonio, et al. Relação entre os níveis de melatonina salivar e o estado periodontal em pacientes diabéticos. Journal of pineal research 35.4 (2003): 239-244.

82. Balaji, Thodur Madapusi, Hannah Rachel Vasanthi, e Suresh Ranga Rao. Gingival, Plasma and Salivary Levels of Melatonin in Periodontally Healthy Individuals and Chronic Periodontitis Patients: Um estudo pilotoJournal of clinical and diagnostic research: JCDR 2015 9(3)

83. Nakagawa H, Wachi M, Woo JT, Kato M, Kasai S, Takahashi F, et al. A reação de Fenton está principalmente envolvida num mecanismo de (-)-epigalocatequina-3-galato para induzir a morte de células osteoclásticas. BiochemBiophys Res Commun 2002;292:94- 101.

84. Svilaas A, Salhl AK, Anderson AF. Intakes of Antioxidants in Coffee, Wine and Vegetables are Correlated with Plasma Carotenoids in Humans. J Nutr 2004; 134: 562-7

85. Linden GJ, McClean KM, Woodside JV, Patterson CC, Evans A, Young IS, et al. Antioxidantes e periodontite em homens de 60-70 anos. J Clin Periodontol 2009; 36: 843-9

86. Walston, J., Xue, Q., Semba, R. D., Ferrucci, L. e outros. Serum antioxidants, inflammation, and total mortality in older women (Antioxidantes séricos, inflamação e mortalidade total em mulheres idosas). American Journal of Epidemiology 2006; 163: 18-26.

87. Ng, Nathan, Elizabeth Krall Kaye, e Raul I. Garcia.Consumo de café e doença periodontal em homens. Journal of periodontology 85.8 (2014): 10421049.

88. Liu, Jen-Fang, e Ya-Wen Lee. "A suplementação com vitamina C restaura o estado deficiente de vitamina E de cobaias alimentadas com óleo de fritura oxidado." The Journal ofnutrition 128.1 (1998): 116-122.

89. Higdon J: Carotenóides. Em An Evidence-Based Approach to Dietary Phytochemicals 2006: 47-61.

90. Chandra, Rampalli Viswa, et al. Efficacy of lycopene in the treatment of gingivitis: a randomised, placebo-controlled clinical trial (Eficácia do licopeno no tratamento da gengivite: um ensaio clínico aleatório

controlado por placebo). Oral Health and Preventive Dentistry 5.4 (2007): 327.

91. Iwasaki M, Moynihan P, Manz MC, Taylor GW, Yoshihara A, Muramatsu K, Watanabe R, Miyazaki H. Antioxidantes dietéticos e doença periodontal em japoneses mais velhos baseados na comunidade: um estudo de acompanhamento de 2 anos. Public Health Nutr. 2013 Feb;16(2):330-8.

92. Gulcin, Ilhami. Atividade antioxidante do eugenol: Um estudo da relação estrutura-atividade". Journal of medicinal food 14.9 (2011): 975-985.

93. DellaPenna D. Progress in the dissection and manipulation of vitamin E synthesis.Trends Plant Sci 2005

94. TomofUji T., Ekunial D. et al. Efeitos preventivos de uma dieta enriquecida com ócoa no stress oxidativo gengival na periodontite experimental. Journal of Periodontology Nov 2009; 80: 1799-1808.

95. Sonia N., Silvia M. et al. Efeitos duplos dos flavonóides na dislipidemia e na doença periodontal. Jornal Romeno de Reabilitação Oral, dezembro de 2011; 3(4)

96. Kushiyama, M., Shimazaki, Y., Murakami, M. & Yamashita, Y. Relação entre a ingestão de chá verde e a doença periodontal. Journal of Periodontology 2009; 80: 372-377.

97. Balbin M, Fueyo A, Tester AM et al. A perda de colagenase-2 confere aos ratinhos machos uma maior suscetibilidade a tumores cutâneos. Nat Genet2003; 35: 252-257

98. Galleano M, Calabro V, Prince PD, LitterioMC, Piotrkowski B, Vazquez-Prieto MA etal. Flavonóides e síndrome metabólica.Ann N Y AcadSci 2012;1259:87-94

99. Awadalla HI, Ragab MH, Bassuoni MW, Fayed MT, Abbas MO. Um estudo piloto sobre o papel do consumo de chá verde na saúde oral. Int J Dent Hygiene 9, 2011; 110-116.

100. Ahn SJ, Park SN, Lee YJ, Cho EJ, Lim YK, Li XM, Choi MH, Seo YW, Kook JK. Actividades antimicrobianas in vitro de 1 -metoxifolinol, licorisoflavan A, e 6,8-diprenilgenisteína contra Streptococcus mutans. Caries Research. 49: 78-89.

101. Ardakani MR, Golmohammadi S, Ayremlou S, Taheri S, Daneshvar S, Meimandi M. Antibacterial effect of Iranian green-tea-containing mouthrinsevschlorhexidine 0.2%: an in vitro study. Oral Health Prev Dent. 2014;12(2):157-62.

102. Kushiyama, Mitoshi, et al. "Relationship between intake of green tea and periodontal disease." Journal of periodontology 80.3 (2009): 372-377.

103. McCall MR, Frei B. Podem as vitaminas antioxidantes reduzir materialmente os danos oxidativos nos seres humanos? Free Rad Biol Med 1999; 26: 1034-53.

104. Levites, Yona, et al. "Green tea polyphenol (-)-epigallocatechin-3-gallate preventsN-methyl-4-phenyl-1 , 2, 3, 6-tetrahydropyridine-induced neurodegeneração dopaminérgica". Journal of neurochemistry 78.5 (2001): 1073-1082.

105. Qian, Guoqing, et al. "Mitigação de danos oxidativos por polifenóis do chá verde e exercício de tai chi em mulheres pós-menopáusicas com osteopenia". (2012): e48090.

106. Prueksrisakul, Titipong, Soranun Chantarangsu, e Pasutha Thunyakitpisal. "Efeito da ingestão diária de extrato de gel de Aloe vera na capacidade antioxidante total do plasma e nas bactérias patogénicas orais em voluntários saudáveis: um estudo a curto prazo." Journal of Complementary and Integrative Medicine 12.2 (2015): 159-164.

107. Mazza, G., e Enrico Miniati. Anthocyanins in fruits, vegetables, and grains. CRC press, 1993.

108. G0mez-Florit, Manuel; Monjo, Marta; Ramis, Joana M. Identification of Quercitrin as a Potential Therapeutic Agent for Periodontal ApplicationsJournal of Periodontology. Jul2014, Vol. 85 Issue 7, p966-974. 9p

109. Alia, Mario, et al. "Influência da quercetina e da rutina no crescimento e no sistema de defesa antioxidante de uma linha celular de hepatoma humano (HepG2)." Revista Europeia de Nutrição 45.1 (2006): 19-28.

110. Nagao T, Komine Y, Soga S, Meguro S, Hase T, Tanaka Y, et al. A ingestão de um chá rico em catequinas leva a uma redução da gordura corporal e do LDL modificado por malondialdeído nos homens. Am J ClinNutr 2005;81:122-9.

111. Luo M, Kannar K, Wahlqvist ML & O'Brien RC. Inibição da oxidação do LDL pelo extrato de chá verde. Lancet 1997;349: 360- 361.

112. Dullo et al. Efficacy of green tea extract rich in catechin polyphenols and caffeine in increasing 24 hour energy expenditure and fat oxidation in humansAmericanjournal of clinical nutrition 2008; 70 (6): 1040.

113. Cabrera, C., R. Artacho e R. Gimenez, 2006. Efeitos benéficos do chá verde - uma revisão. J. M. Coll.Nutr., 25(2): 79-99.

114. Mukhtar, H. e N. Ahmad, 2000. Tea polyphenols:Prevention of cancer and optimizing health. Am. J.Clin. Nutr., 71(6 Suppl): 1698S-1702S.

115. Choi, Y.T., C.H. Jung, S.R. Lee, J.H. Bae, W.K. Baek, M.H. Suh, J. Park, C.W. Park e S.I. Suh, 2001. O polifenol do chá verde (-)-Epigalocatequina galato atenua a neurotoxicidade induzida pela beta-amiloide em neurónios do hipocampo em cultura. Life Sci., 70(5): 603-14.

116. Ji BT, Chow WH, Hsing AW, McLaughlin JK, Dai Q, Cao YT, Blot WJ &Faumeni JF Jr (1997): Green tea consumption and the risk of pancreaticand colorectal cancers. Int. J. Cancer 70, 255 ± 258.

117. Riemersma, R.A., C.A. Rice-Evans, R.M. Tyrell, M.N. Clifford e M.E. Lean, 2001. Tea flavonoids and cardiovascular health (Flavonóides do chá e saúde cardiovascular). QJM, 94(5): 277-82.

118. Hambire CU, Jawade R, Patil A, Wani VR, Kulkarni AA, Nehete PB. Comparação da eficácia antiplaca do extrato de Camellia sinensis a 0,5%, fluoreto de sódio a 0,05% e elixir bucal com gluconato de clorexidina a 0,2% em crianças. J IntSoc Prevent Communit Dent 2015;5:218-26.

119. deAssis JS, Lima RA, Marques Lima JP, Azevedo Rodrigues LK, Santiago SL. Efeito da aplicação de epigalocatequina-3-galato na desinfeção de dentina cariada remanescente. J Conserv Dent 2015;18:51-5.

120. Gonzalez-Paramas AM, Santos-Buelga C,Duenas M, Gonzalez-Manzano S. Analysisof flavonoids in foods and biological samples.Mini Rev Med Chem 2011;11:1239-55.

121. Shekarchi, Maryam, et al.Estudo comparativo do teor de ácido rosmarínico em algumas plantas da família Labiatae. Revista Pharmacognosy 8.29 (2012): 37.

122. Negro C, De Bellis L, Miceli A. Atividade antioxidante de Buglossoidespurpureocaerulea (L.) I.M. Johnst. extractos. Nat Prod Res. 2013 Mar;27(4-5):509-12.

123. Shivali V, Mosby S. P, Manjunath B. Compare e correlacione o possível papel do ácido úrico sérico no carcinoma de células escamosas oralJournal of Oral & Maxillofacial Pathology 2014, Vol. 18.

124. Promsong, Aornrutai,Whasun Oh Chung, Satthakarn, Surada, Nittayananta, WipaweeO ácido elágico

modula a expressão de mediadores da imunidade inata oral: papel potencial na proteção da mucosa. Jornal de Patologia Oral e Medicina. Mar2015, Vol. 44 Issue 3, p214-221.

125. Figuero E, Soory M, Cerero R, BasconesA.Interacções oxidantes/antioxidantes da nicotina, Coenzima Q10, Pycnogenol e fitoestrogénios em fibroblastos periosteais orais e osteoblastos MG63. Steroids. 2006 Dec;71(13-14):1062-72. Epub 2006 Oct 11

126. Sale, Srinivasa Tenka, et al. "Uma avaliação comparativa da aplicação tópica e intrassulcular de gel de coenzima QlO (Perio Q^{TM}) em pacientes com periodontite crónica: Um estudo clínico". Journal of Indian Society of Periodontology 18.4 (2014): 461.

127.Kim, Hyang-Sun, et al. "Association Between Plasma Levels of Manganese and Periodontal Status: A Study Based on the Fourth Korean National Health and Nutrition Examination Survey." Journal of periodontology 85.12 (2014): 1748-1754.

128.Burk RF. Selénio, um nutriente antioxidante. NutrClin Care 2002 Mar-Abr;5(2):75-9.

129.Rayman MP. The importance of Selenium to human health (A importância do selénio para a saúde humana). The Lancet 2000;356:233-241.48. Gartner R, Gasnier BC, Dietrich JW, Krebs B, Angstwurm MW. A suplementação com selénio em pacientes com tiroidite autoimune diminui as concentrações de anticorpos da peroxidase da tiroide. J ClinEndocrinolMetab. 2002;87:1687-9149.

130.Das, Lipi, et al. "Role of nutraceuticals in human health" (Papel dos nutracêuticos na saúde humana). Journal of food science and technology 49.2 (2012): 173-183.

131.Skibsted L H, Dragsted L O, DyerbergJ et al. Antioxidants and health. UgeskrLaeger2006; 168: 2787-2789.

132.BalwantRai, JasdeepKaur, ReinhildeJacobsJaipaul Singh. Possible action mechanism for curcumin in precancerous lesions based on serum and salivary markers of oxidative stress.Journal of Oral Science, Vol. 52, No. 2, 251-256, 2010.

133. Nicastro, Holly L., e Barbara K. Dunn. "Selênio e prevenção do câncer de próstata: percepções do ensaio de prevenção do câncer de selênio e vitamina E." Nutrientes 5.4 (2013): 1122-1148.

134. Powell, Saul R. "The antioxidant properties of zinc" (As propriedades antioxidantes do zinco). The Journal of nutrition 130.5 (2000): 1447S-1454S.

135.Stephen, Kenneth W., et al. "A 3-year oral health dose-response study of sodium monofluoro-phosphate dentifrices with and without zinc citrate: anti-caries results." Odontologia comunitária e epidemiologia oral 16.6 (1988): 321-325.

136 Zago, M. Paola, e Patricia I. Oteiza. "As propriedades antioxidantes do zinco: interacções com o ferro e os antioxidantes". Free Radical Biology and Medicine 31.2 (2001):266-274.

137 Bryan D. Johnston, Peter C. Fritz, Wendy E. Ward. Uso de suplementos dietéticos em pacientes que procuram tratamento numa clínica periodontal. Nutrientes 2013, 5, 1110-1121.

138 Padayatty, Sebastian J., et al. "Vitamin C as an antioxidant: evaluation of its role in disease prevention." Journal of the American College of Nutrition 22.1 (2003): 18-35.

139 Carr, Anitra, e Balz Frei. "A vitamina C actua como um pró-oxidante em condições fisiológicas?". The

FASEB Journal 13.9 (1999): 1007-1024.

140 Ramaswamy G, Rao VR, Kumaraswamy SV, Anantha N. Serum vitamins status in oral leukoplakias-a preliminary study. Eur J Cancer B Oral Oncol. 1996;32B:120-2

141 Leggett, H., B. W. Sigusch, e E. Glockmann. "O consumo de toranja melhora o estado da vitamina C em pacientes com periodontite". British dental journal 199.4(2005): 213-217.

142 Blignaut, J. B. &Grobler, S. R. Consumo elevado de fruta e o estado periodontal dos trabalhadores agrícolas. Odontologia Clínica Preventiva1992; 14: 25-28

143.Nishida, M., Grossi, S. G., Dunford, R. G., Ho, A. W., Trevisan, M. &Genco, R. J. Dietary vitamin C and the risk for periodontal disease. Journal of Periodontology 2000; 71(8): 1215-1223.

144.Bose SC, Singh M, Vyas P, Singh M. Plasma zinc antioxidant vitamins, glutathione levels and total antioxidant activity in oral leukoplakia. Dental Research Journal. 2012;9(2):158-161.

145.de Paula EA, Kossatz S, Fernandes D, Loguercio AD, Reis A. Administração de ácido ascórbico para prevenir a sensibilidade dentária induzida pelo branqueamento: um ensaio clínico randomizado triplo-cego. Oper Dent. 2014 Mar-Abr;39(2):128-35.

146.Uysal, Tancan, et al. "Effect of vitamin C on bone formation in the expanded inter-premaxillary suture. Early bone changes". Journal of Orofacial OrthopedicsZFortschritte der Kieferorthopadie 72.4 (2011): 290-300.

147.Shimabukuro Y1 et al. Efeitos de um dentífrico derivado do ácido ascórbico em pacientes com gengivite: um ensaio clínico controlado, aleatório e com dupla ocultação. J Periodontol. 2015 Jan;86(1):27-35.

148 Kuzmanova D, Jansen IDC, Schoenmaker T, Nazmi K, Teeuw WJ, BizzarroS,Loos BG, Velden van der U. Vitamin C in plasma and leucocytes in relation to periodontitis. J ClinPeriodontol 2012; 39: 905-912.

149 Vaananen MK et al. Saúde periodontal relacionada com o ácido ascórbico plasmático.Proc FinnDent Soc. 1993;89(1-2):51-9.

150 Patil, Santosh et al. "Avaliação comparativa dos antioxidantes naturais Spirulina e Aloé Vera para o tratamento da fibrose submucosa oral." Jornal de Biologia Oral e Investigação Craniofacial 5.1 (2015): 11-15.

151 Cao, Guohua, e Ronald L. Prior. "Comparação de diferentes métodos analíticos para avaliar a capacidade antioxidante total do soro humano". Clinical chemistry 44.6 (1998): 1309-1315.

152 Schlesier, K., et al. "Assessment of antioxidant activity by using different in vitro methods." Investigação sobre radicais livres 36.2 (2002): 177-187.

153 Pham-Huy LA, He H, Pham-Huy C, Radicais livres, antioxidantes na doença e na saúde, International. Journal of Biomedical Science, 4, 2008, 89-96

154 Bahorun T, Soobrattee MA, Luximon-Ramma V, Aruoma OI. Radicais livres e antioxidantes na saúde e na doença cardiovascular. Internet J Med Update 2006;1:1-17

155 Blomhoff R. Dietary antioxidants and cardiovascular disease. CurrOpinLipidol. 2005 Feb;16(1):47-54

156 Willcox JK, Ash AL, Catignani GL. Antioxidants and prevention of chronic disease. Critic Rev Food SciNutr 2004;44:275-295

157 Stephens NG, Parsons A, Schofield PM, etal.Randomised controlled trial of vitamin E in patients with coronary disease: Cambridge Heart Antioxidant Study (CHAOS). Lancet 1996;347:781-6.

158 Rimm EB, Stampfer MJ, Ascherio A, et al. Vitamin E consumption and the risk of coronary heart disease in men.

N Engl J Med 1993;328:1450-6.

159 D Sikand K, Shukla AR. Efeito dos polifenóis do chá verde nos genes com potencial aterosclerótico. Investigação Fitoterápica 2004;18:177-9

160 Hertog MGL, Sweetman PM, Fehily AM, et al. Antioxidant flavonols and ischemic heart disease in a Welsh population of men: The Caerphilly Study. Am. J. Clin. Nutr. 1997;65:1489-94.

161 Stephens, Nigel G., et al. "Randomised controlled trial of vitamin E in patients with coronary disease: Cambridge Heart Antioxidant Study (CHAOS)". The Lancet 347.9004 (1996): 781-786.

162 Reuter, Simone, et al. "Oxidative stress, inflammation, and cancer: how are they linked? Free Radical Biology and Medicine 49.11 (2010): 1603-1616.

163 Weijl NI, Cleton FJ, Osanto S. Free radicals and antioxidants in chemotherapy induced toxicity (Radicais livres e antioxidantes na toxicidade induzida pela quimioterapia). Cancer TreatRev 1997; 23: 209-40.

164 Lamson, Davis W., e Matthew S. Brignail. "Antioxidantes e cancro, parte 3: quercetina". Revisão de medicina alternativa: um jornal de terapêutica clínica 5.3 (2000): 196-208.

165 Langseth L. Oxidantes, antioxidantes e prevenção de doenças. Série de monografias concisas do ILSI Europa 1995

166 .Beenadas. Antioxidantes no tratamento e prevenção do cancro oral. Kerala Dental Journal 2008; 31(4):24-33.

167 Devasagayam T, Tilak J, Boloor K, Sane K, Ghaskadbi S, Lele R. Free radicals and antioxidants in human health: current status and Iuture prospects. JAPI 2004; 52: 794804.

168 Stephen Hsu, Baldev Singh, George Schuster. Indução de apoptose em células de cancro oral: agentes e mecanismos para potencial terapia e prevenção. Oral Oncology 2003; 0: 1-13.

169 Sankaranarayanan R, Mathew B, Varghese C, et al. Chemoprevention of oral leukoplakia with vitamin A and beta carotene: an assessment. Oral Oncology 1997; 33(4): 231-6.

170 Stacie Crozier. Lycopene may ward off oral cancer J Am Dent Assoc 2004, 135(9), 1236-7.

171 Khalif A, Schantz SP, al-Rawi M, Edelstein D, Sacks PG. O chá verde regula a progressão do ciclo celular na leucoplasia oral. HeadNeck 1998; 20: 528-34.

172 Hsu S, Singh B, Lewis JE, Borke JL, Dickinson DP, Drake L, et al. Chemoprevention of oral cancer by green tea. Gen Dentistry 2001; 50(2): 140-6.

173 Fujiki H, Suganuma M, Okabe S, Sueoka E, Suga K, Imai K, et al. Um novo conceito de promoção do tumor pelo fator de necrose tumoral alfa e agentes preventivos do cancro (-)- epigalocatequina e chá verde - uma revisão. Cancer Detect Prev 2000; 24: 91-9.

174 BalwantRai, SimmiKharb, Rajnish Jain, S. C. Anand. Vitamina E e C salivar em líquen plano. Gomal J Med Sci 2008; 6(2): 91-2.

175 Brownlee, M. (2001). Biochemistry and molecular cell biology of diabetic complications (Bioquímica e biologia celular molecular das complicações diabéticas). Nature, 414(6865), 813-820.

176 Rains, J. L., & Jain, S. K. (2011). Stress oxidativo, sinalização da insulina e diabetes. Free RadicBiol Med, 50(5), 567-575.

177 Maritim, A. C., Sanders, R. A., & Watkins, J. B. (2003). Diabetes, stress oxidativo e antioxidantes: A review. Journal of Biochemical and Molecular Toxicology, 17(1), 24.

178 Skyrme-Jones RA, O'Brien RC, Berry KL, Meredith IT: Vitamin E supplementation improves endothelial function in type I diabetes mellitus: a randomized, placebo-controlled study. J Am CollCardiol 2000, 36(1):94-102.

179 Beckman JA, Goldfine AB, Gordon MB, Garrett LA, Keaney JF Jr, Creager MA: A terapia antioxidante

oral melhora a função endotelial na diabetes mellitus tipo 1, mas não na diabetes mellitus tipo 2. Am J Physiol 2003, 285(6):H2392-2398.

180 Gaede P, Poulsen HE, Parving HH, Pedersen O: Estudo aleatório, em dupla ocultação, do efeito do tratamento combinado com vitamina C e E na albuminúria em doentes diabéticos de tipo 2. Diabet Med 2001, 18(9):756-760.

181 Mahajan A, Tandon VR. Antioxidantes e artrite reumatoide.J Indian RheumatolAss. 2004;12:139-42.

182 Kerimova AA, Atalay M, YusifovEy, et al. Enzimas antioxidantes: Possível mecanismo de tratamento com compostos de ouro na artrite reumatoide. Pathophysiology 2007: 209-213.

183 Valko M, Leibfritz D, Moncola J, Cronin MD, et al. Radicais livres e antioxidantes nas funções fisiológicas normais e na doença humana. Revisão: Int J Biochem Cell Biol 2007;39:44-84.

184 Halliwell B. Role of free radicals in neurodegenerative diseases: therapeutic implications for antioxidant treatment. Drogas Envelhecimento 2001;18:685-716

185 Logroscino, Giancarlo, et al. "Dietary lipids and antioxidants in Parkinson's disease: a population-based, case-control study." Annals of neurology 39.1 (1996): 89-94.

186 Bhardwaj, Payal. "Stress oxidativo e antioxidantes nas doenças gastrointestinais". Tropical Gastroenterology 29.3 (2010): 129-135.

187 Mato, Jose M., et al. "S-adenosylmethionine in alcoholic liver cirrhosis: a randomized, placebo-controlled, double-blind, multicenter clinical trial." Journal of hepatology 30.6 (1999): 1081-1089.

188 Pannu, Shailendra S. ChauhanDavinderbir S., e Chris E. Forsmark. "Antioxidantes como   terapia adjuvante   para dor em doenças crónicas

PancreatitisZ[1] Practical GastroenteroloGy (2012).

189 Singh, Devinder, et al. "Antioxidants in the prevention of renal disease." Journal of medicinal food 9.4 (2006): 443-450.

190 .Jun, Min, et al. "Antioxidantes para a doença renal crónica". The Cochrane Library (2012).

191 Small, David M., e Glenda C. Gobe. "Oxidative stress and antioxidant therapy in chronic kidney and cardiovascular disease. "Oxidative stress and chronic degenerative diseases-a role for antioxidants/JA Morales-Gonzalez (ed.).-Rijeka, Croatia: InTech (2013): 233-264.

192 Moradi, Hamid, et al. "Impaired antioxidant activity of high-density lipoprotein in chronic kidney disease." Translational Research 153.2 (2009): 77-85.

193 Bandyopadhyay, Uday, Dipak Das, e Ranajit K. Banerjee. "Reactive oxygen species: oxidative damage and pathogenesis." Current science 77.5 (1999): 658-666.

194 Woods RK, Raven JM, Wolfe R, Ireland PD, Thien FCK, Abramson MJ. Food and nutrient intakes and asthma risk in young adults (Consumo de alimentos e nutrientes e risco de asma em jovens adultos). Am J ClinNutr. 2003;78:414-421.

195 Tabak C, Arts ICW, Smit HA, Heederik D, Kromhout D. Chronic obstructive pulmonary disease and intake of catechins, flavonols, and flavones. The MORGEN study. Am J RespirCrit Care Med. 2001;164:61-64.

196 Patel, Bipen D., et al. "Dietary antioxidants and asthma in adults." Thorax 61.5 (2006): 388-393.

197 Christen, William Gerard. "Antioxidantes e doenças oculares". The American journal of medicine 97.3 (1994): S14-S17.

198 McNeil, John J., et al. "Vitamin E supplementation and cataract: randomized controlled trial." Ophthalmology 111.1 (2004): 75-84.

199 Fletcher, A. E. "Free radicals, antioxidants and eye diseases: evidence from epidemiological studies on cataract and age-related macular degeneration." Ophthalmic research 44.3 (2010): 191-198.

200 Showell, Marian G., et al. "Antioxidantes para subfertilidade feminina". The Cochrane Library (2013).

201 Aitken, R. John, e Shaun D. Roman. "Sistemas antioxidantes e stress oxidativo nos testículos". Medicina oxidativa e longevidade celular 1.1 (2008): 1524.

202 Lafuente, Rafael, et al. "Coenzima Q10 e infertilidade masculina: uma meta-análise". Jornal de reprodução assistida e genética 30.9 (2013): 1147-1156.

203 Sadowska-Bartosz, Izabela, &Grzegorz Bartosz. Efeito da suplementação de antioxidantes no envelhecimento e longevidade.BioMed research international 2014 (2014).

204 Fusco, Domenico, et al. Effects of antioxidant supplementation on the aging process. Clinical Interventions in Aging 2.3 (2007): 377.

205 Rahman, Khalid. Estudos sobre radicais livres, antioxidantes e co-factores. Intervenções clínicas no envelhecimento 2.2 (2007): 219.

206 . Scartezzini, Paolo, e Ester Speroni. Revisão de algumas plantas da medicina tradicional indiana com atividade antioxidante. Journal of ethnopharmacology 71.1 (2000): 23-43.

207 Benzie, Iris FF, et al. Antioxidants in Herbs and Spices (Antioxidantes em Ervas e Especiarias). (2011).

208 Dahiya P, Kamal R, Gupta R, Bhardwaj R, Chaudhary K, et al. (2013) Espécies reactivas de oxigénio na periodontite. J Indian Soc Periodontol 17: 411416.

209 Maxwell SR (1995) Prospects for the use of antioxidant therapies. Drugs 49:345-361.

210 Carnelio S, Khan SA, Rodrigues G (2008) Definitivo, provável ou duvidoso: trilogia de antioxidantes na medicina dentária clínica. Br Dent J 204: 29-32

211 Labrecque J, Bodet C, Chandad F, Grenier D (2006) Efeitos de uma fração de arando de elevado peso molecular no crescimento, formação de biofilme e aderência de Porphyromonas gingivalis. J Antimicrob Chemother 58: 439-443.

212 Carvalho Rde S, de Souza CM, Neves JC, Holanda-Pinto SA, Pinto LM, et al. (2013) A vitamina E não previne a perda óssea e a ansiedade induzida em ratos com periodontite induzida por ligadura. Arch Oral Biol 58: 50-58.

213 Nishida M, Grossi SG, Dunford RG, How A, Trezisan M, Genco RJ. Dietary vitamin C and the risk for periodontal disease, J Periodontol.2000 ;71:1215.

214 Sen CK. Bioquímica nutricional do glutatião celular. Nutr Biochem 1997;8-:660-72.

215 Grimble RF. Modificação dos aspectos inflamatórios da função imunitária pelos nutrientes. NutrRes 1998;18:1297-317.

216 Rayman MP. A importância do selénio para a saúde humana. Lancet 2000;356:233-41

217 Nakamoto T, McCroskey M, Mallek HM (1984) O papel da deficiência de ácido ascórbico na gengivite

humana - uma nova hipótese. J Theor Biol 108: 163-171.

218 Labrecque J, Bodet C, Chandad F, Grenier D (2006) Efeitos de uma fração de arando de elevado peso molecular no crescimento, formação de biofilme e aderência de Porphyromonas gingivalis. J Antimicrob Chemother 58: 439-443.

219 Sagan KC, Carcamo JM, Golde DW. A vitamina C entra nas mitocôndrias através do glucosetransportador 1 (glut1) e confere proteção às mitocôndrias contra lesões oxidativas. FASEB J 2005;19:1657-67.

220 . Semba RD, Tang AM. Micronutrientes e a patogénese da infeção pelo vírus da imunodeficiência humana. BrJNutr 1999;81:181-9.

221 Jaramillo, Adriana, et al. "Associação entre doença periodontal e níveis plasmáticos de colesterol e triglicéridos." Colombia Médica 44.2 (2013): 80-86.

222 Battino M, Ferreior MS, Gallardo I, Newman HN, Bullon P. A capacidade antioxidante da saliva.J Clin Periodontol. 2002;29:189- 94.

223 Gopinath VK, Arzreanne A saliva como instrumento de diagnóstico para a avaliação da cárie dentária. Arch Orofac Sci.2006;1:57-9

224 . Schmidt MA, Riley LW, Benz I (2003) Sweet new world: glycoproteins in bacterial pathogens. Trends Microbiol 11: 554-561.

225 Berger SB, De Souza Carreira RP, Guiraldo RD, Lopes MB, Pavan S, et al. (2013) Pode o chá verde ser usado para reverter a resistência de união comprometida após o branqueamento? Eur J Oral Sci 121: 377-381.

226 . Vidhya S, Srinivasulu S, Sujatha M, Mahalaxmi S (2011) Efeito do extrato de semente de uva na resistência de união do esmalte branqueado. Oper Dent 36: 433-438.

227 .Uberos, J., et al. "Influência do conteúdo antioxidante da saliva na cárie dentária numa comunidade de risco". British dental journal 205.2 (2008): E5-E5.

228 Aksakalli S, Ileri Z, Karacam N (2013) Efeito do extrato de casca de pinheiro na resistência de ligação de brackets colados ao esmalte dentário humano branqueado. Ata Odontol Scand 71: 1555-1559.

229 Uysal T, Amasyali M, Olmez H, Enhos S, Karslioglu Y, et al. (2011) Efeito da vitamina C na formação óssea na sutura inter-premaxilar expandida. Alterações ósseas precoces. J Orofac Orthop 72: 290-300.

230 Altan BA, Kara IM, Nalcaci R, Ozan F, Erdogan SM, et al. (2013) O própolis sistémico estimula a formação de novo osso na sutura expandida: um estudo histomorfométrico. Angle Orthod 83: 286-291.

231 King M, Chatelain K, Farris D, Jensen D, Pickup J, et al. (2007) O fenótipo proliferativo do carcinoma de células escamosas oral é modulado pelas proantocianidinas: uma potencial alternativa de prevenção e tratamento do cancro oral. BMC Complement Altern Med 7: 22.

232 Shirataki Y, Kawase M, Saito S, Kurihara T, Tanaka W, et al. (2000) Atividade citotóxica selectiva dos extractos de casca e semente de uva contra linhas de células tumorais orais. Anticancer Res 20: 423-426.

233 Skibsted LH, Dragsted LO, Dyerberg J, Hansen HS, Kiens B, et al. (2006) Antioxidants and health. Ugeskr Laeger 168: 2787-2789.

234 Devasagayam T, Tilak J, Boloor K, Sane K, Ghaskadbi S, Lele R. Free radicals and antioxidants in human health: current status and future prospects. JAPI 2004; 52: 794-804.

235 WeijlNI, Cleton FJ, Osanto S. Free radicals and antioxidants in chemotherapy induced toxicity (Radicais livres e antioxidantes na toxicidade induzida pela quimioterapia). Cancer Treat Rev 1997; 23: 209-40.

236 Tenovuo J, Lehtonen OP, Aaltonen AS, Vilja P. Antimicrobial factors in whole saliva of human infants. Infect Immun. 1986;51:49-53.

237 Garewal H. Antioxidants in oral cancer prevention (Antioxidantes na prevenção do cancro oral). Am J Clin Nutr 199; 62: 141-146.

238 San Miguel SM, Opperman LA, Allen EP, Svoboda KK (2011) Utilização de antioxidantes nos cuidados de saúde oral. Compend Contin Educ Dent 32: E156-159.

239 Stephen Hsu, Baldev Singh, George Schuster. Indução de apoptose em células de cancro oral: agentes e mecanismos para potencial terapia e prevenção. Oral Oncology 2003; 0:1-13.

240 Sankaranarayanan R, Mathew B, Varghese C, et al. Chemoprevention of oral leukoplakia with vitamin A and beta carotene: an assessment. Oral Oncology 1997; 33(4): 231-6.

241 Rao AV, Agarwal S. Role of antioxidant lycopene in cancer and heart disease. Journal of the American College of Nutrition 2000; 19(5): 563-9.

242 .Beenadas. Antioxidantes no tratamento e prevenção do cancro oral. Kerala Dental Journal 2008; 31(4):24-33.

243 Devasagayam T, Tilak J, Boloor K, Sane K, Ghaskadbi S, Lele R. Free radicals and antioxidants in human health: current status and future prospects. JAPI 2004; 52: 794-804.

244 Stacie Crozier. Lycopene may ward off oral cancer J Am Dent Assoc 2004, 135(9), 1236-7.

245 Ohnishi T, Bandow K, Kakimoto K, Machigashira M, Matsuyama T, et al. (2009) O stress oxidativo causa a perda de osso alveolar em ratos modelo da síndrome metabólica com diabetes tipo 2. J Periodontal Res 44: 43-51.

246 Shrestha B, Theerathavaj ML, Thaweboon S, Thaweboon B (2012) Efeitos antimicrobianos in vitro do extrato de semente de uva na microflora peri-implantite em implantes craniofaciais. Asian Pac J Trop Biomed 2: 822-825.

247 Cohen RE, Ciancio SG, Mather ML, Curro FA. Effect of vitamin E gel, placebo gel and chlorhexidine on periodontal disease. ClinPrev Dent 1991 Sep- Oct; 13(5): 20-4

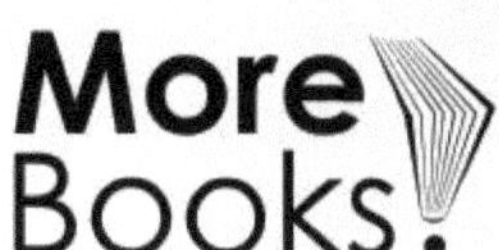

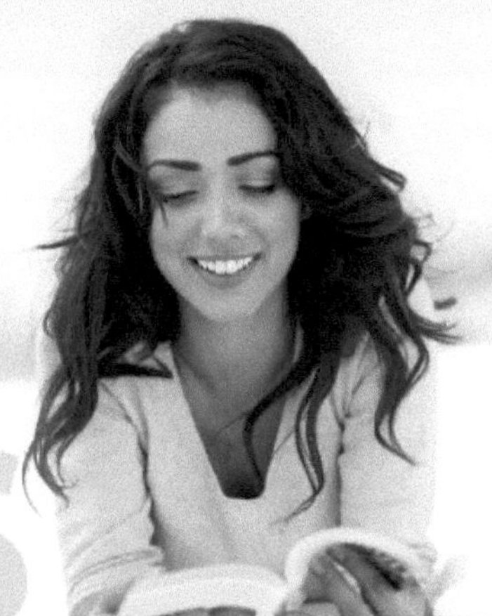

yes
I want morebooks!

Buy your books fast and straightforward online - at one of world's fastest growing online book stores! Environmentally sound due to Print-on-Demand technologies.

Buy your books online at
www.morebooks.shop

Compre os seus livros mais rápido e diretamente na internet, em uma das livrarias on-line com o maior crescimento no mundo! Produção que protege o meio ambiente através das tecnologias de impressão sob demanda.

Compre os seus livros on-line em
www.morebooks.shop

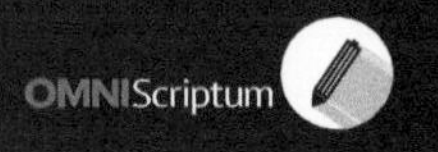

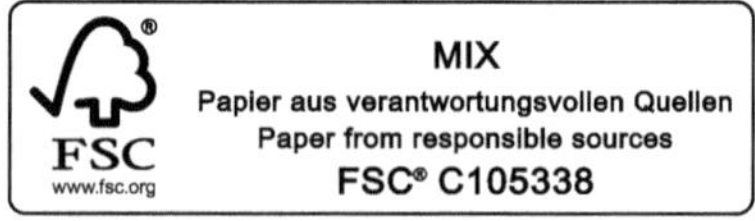

Printed by Books on Demand GmbH, Norderstedt / Germany